スタスタ歩ける 健脚を ②カ月で つくる!

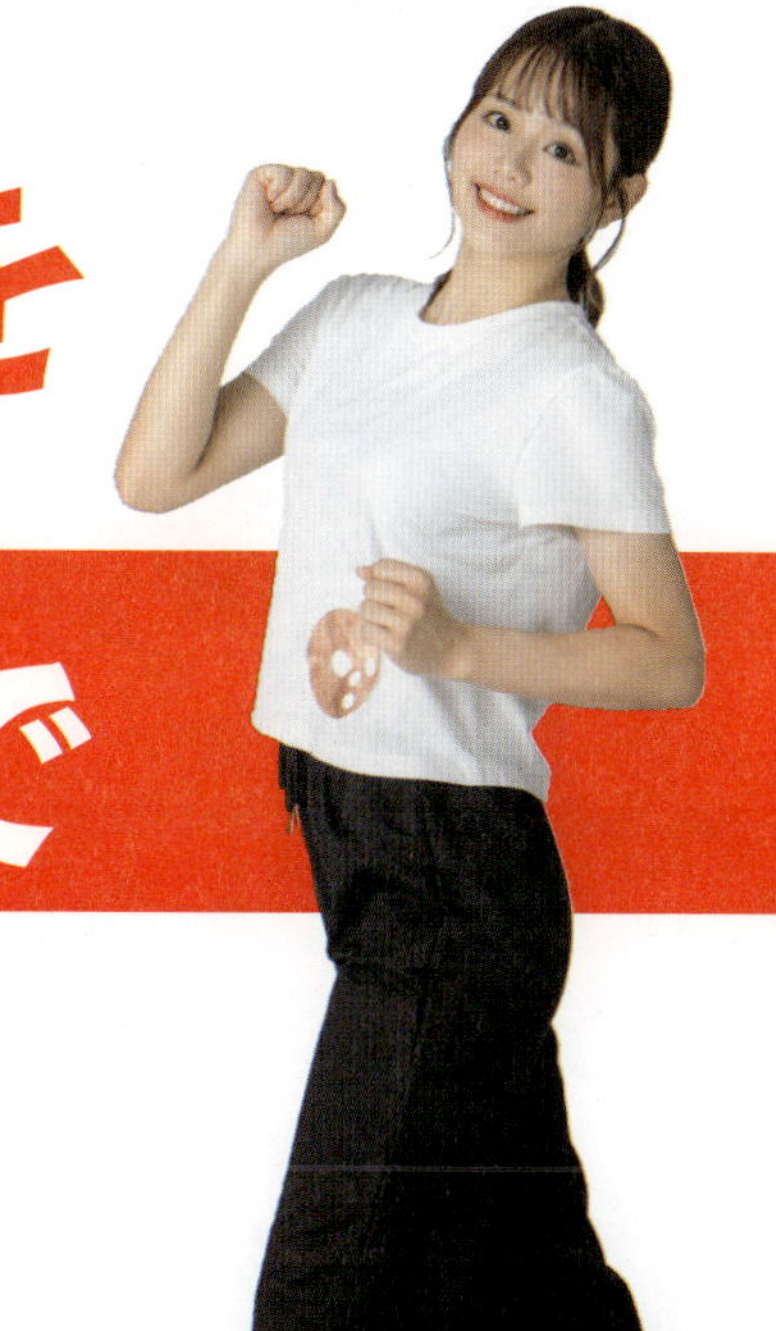

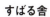

石部基実　石部基実クリニック院長
恒木真優　プロダンサー・振付師

すばる舎

はじめに

まずは始めてみましょう！ ——2カ月やれば違いが生まれる

「最近、歩くと股関節に違和感がある」「なんとなく、ひざの調子がおかしい」……普段生活していて、そう思うことはないでしょうか？

あなたが今、股関節やひざに痛みを感じていないとしても、次のチェックリストに思い当たるものがないか確認してみてください。

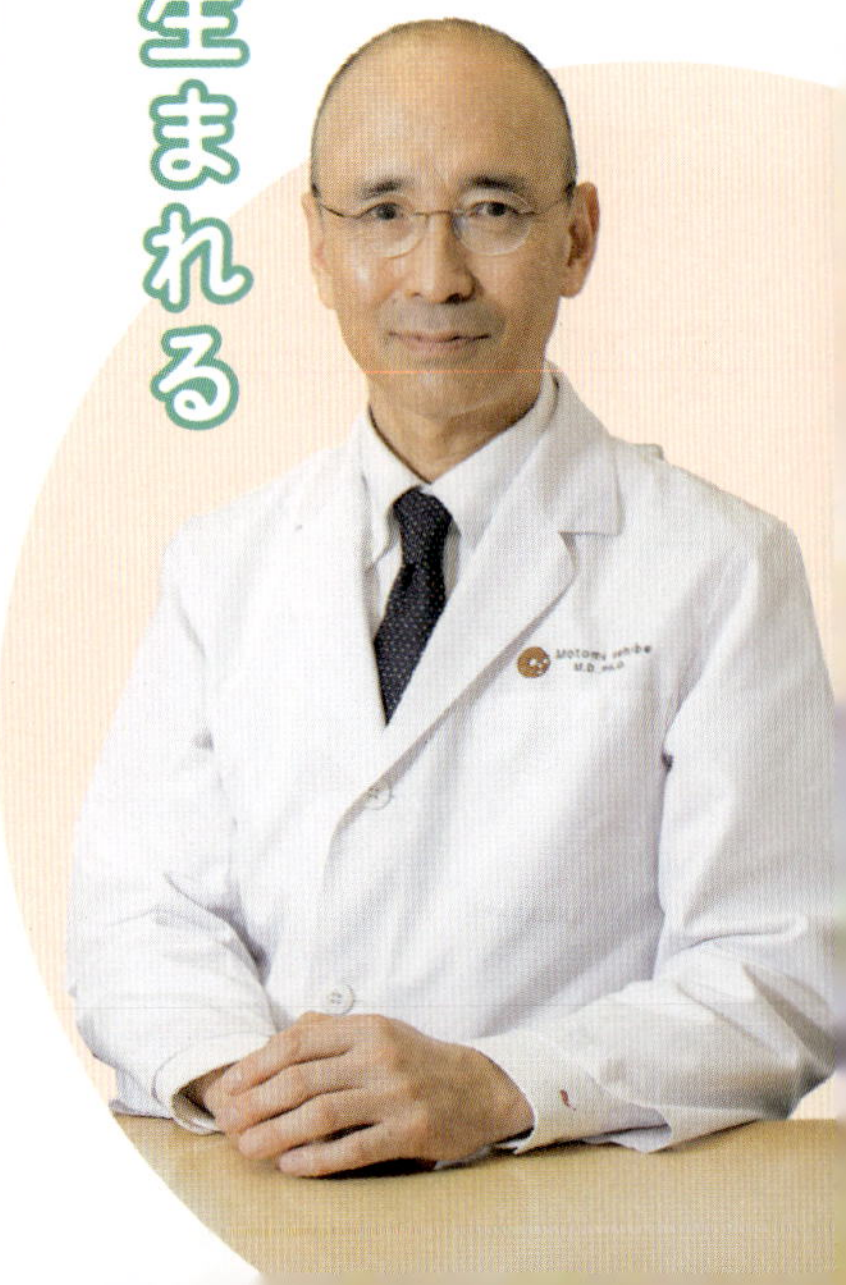

◆股関節の健康度チェック

- □30分以上歩いていると、股関節に痛みや違和感がある
- □あぐらをかきにくくなった
- □床やイスから立ち上がるとき、股関節に痛みや違和感がある
- □階段の上り下りがつらくて手すりが必要

□加齢とともに下肢が短くなり、身長が低くなった

◆ひざ関節の健康度チェック

□30分以上歩いていると、ひざ関節に痛みや違和感がある

□正座しづらくなった

□歩き始めに、ひざ関節に痛みや違和感がある

□階段の上り下りがつらくて手すりが必要

□ひざの曲げ伸ばしがしにくくなった

このチェックリストで当てはまる項目が多いほど、あなたの股関節やひざ関節には問題が潜んでいる可能性が高くなります。

1つでも当てはまった方は本書を読んで、状態の改善や発症の予防に努めましょう。ぜひ、「実践編」のヒップニーダンスやグッド体操を行ってみてください。

本書では**体操やダンス、正しい歩き方やストレッチによって、脚の筋力を強くし、股関節や**

ひざの関節に問題を抱えている方でも、2ヵ月程度でスタスタ歩ける「健脚」をつくることを目指します。

「2ヵ月もかかるの？　長い！」と感じる方もいるかもしれませんね。しかし、筋肉トレーニングでも目に見えて効果が出てくるのは2ヵ月続けたくらいからです。

個人差はありますが、筋トレをすると初心者は2～4週間、熟練したアスリートでは4～6週間で、体組織や安静時の心拍数などに明らかな変化が現れる、というデータもあります。

詳しくは後ほど解説しますが、運動も必ずしも毎日する必要はありません。しっかりと休みを挟みながら、少しずつでもチャレンジしてみることをお勧めします。

それにより、痛みも不安もなく歩ける「健脚」を手に入れ、誰もがいつでも、自分の好きなように、どこまでも歩いていける活動的な生活を手に入れてほしいと願っています。

ちなみに、冒頭のチェックリストで当てはまる項目がなかった方や、股関節・ひざ関節に今は気になる症状がない方、違和感は多少あるものの痛みはないような方でも、「しゃがみ込んでいる位置から立ち上がるとき、何かにつかまりたくなる」方は、脚の筋力が低下し始めています。本書でお勧めする運動が、とても効果的です。

すでにひざや股関節の痛みによって歩行能力が低下しているような方でも、できる範囲で挑戦すれば、状態の改善につながるでしょう。

加えて、本書で紹介するダンスや体操には年齢制限がありません。

たとえば80歳以上の方でも、2ヵ月続ければ歩行が改善します。

比較的負荷の強い動作については、イスに座って行ってもかまいません。すでに痛みや症状が出ていて、これらの運動を立って行うのが難しいようなら、無理をせずに座って行うようにしてください。

●股関節とひざ関節を悪くすると、重大な問題になりかねない！

股関節とひざ関節、2つの関節は、それぞれ独立した存在のように思えるかもしれません。

しかし、実はこれらの関節は連動しています。

たとえば股関節が悪くなってくると、ひざも悪くなっていくことがよくあります。

逆も同様です。

人間の下半身は、全体でバランスを取ることで立ったり、歩いたりする動作を可能にしています。そのため、股関節とひざとを完全に分離して考えることはできません。**健康、健脚であるためには、股関節とひざの両方が大切です。**

ちなみに一般の整形外科の診療で、関節関連の患者さんの数がいちばん多いのは腰痛でしょう。次がひざで、その次に首や肩の痛みがきて、ずっと下がって股関節の痛み、ということになります。

ところが、関節の病気が深刻化したときに実施する人工関節手術の実施件数で見ると、年間では股関節関係が15万6000件（人工股関節手術が約7万5000件、股関節人工骨頭手術が約8万1000件）でトップ、次に多いのが人工ひざ関節手術の約9万9000件で、股関節とひざ関節が主な対象となっています（2021年度・販売元ユニットベース）。

その他の関節での手術は、数がぐっと少なくなります。

外来での患者数とは傾向が一致しないのですが、腰やひざ、あるいは足首などの痛みを訴える方は飲み薬、関節注射、サポーターなどでそれなりにそのまま生活できてしまうケースが多く、手術まで行う方の割合は少ないようです。

全身のさまざまな関節のなかでも、股関節、次いでひざ関節は、状態を悪化させると手術を行ってでも対応する必要が出てくる、重大な働きをしている関節である、と言うこともできるでしょう。

本書では、「健脚」を維持するためにも非常に重要となるこの2つの関節について、特に詳しく取り上げていきます。

体操とダンスでスタスタ歩ける健脚を！

本書では、股関節とひざ関節によい働きをする体操やダンス、正しい歩き方、ストレッチなどを紹介しています。

体操については、「**グッド体操**」と名づけています。

股関節やひざ関節にできるだけ負担をかけずに、脚の筋力アップを目指す体操です。負荷（10回連続してようやく上げることができる重さ）を正しくかければ、週に2～3日行えば十分です。健脚寿命を延ばすことが目的です。

寝転んだり、テレビを見たりしながらそのまま気軽に行える運動なので、生活のなかに細かく取り込んでいくといいでしょう。

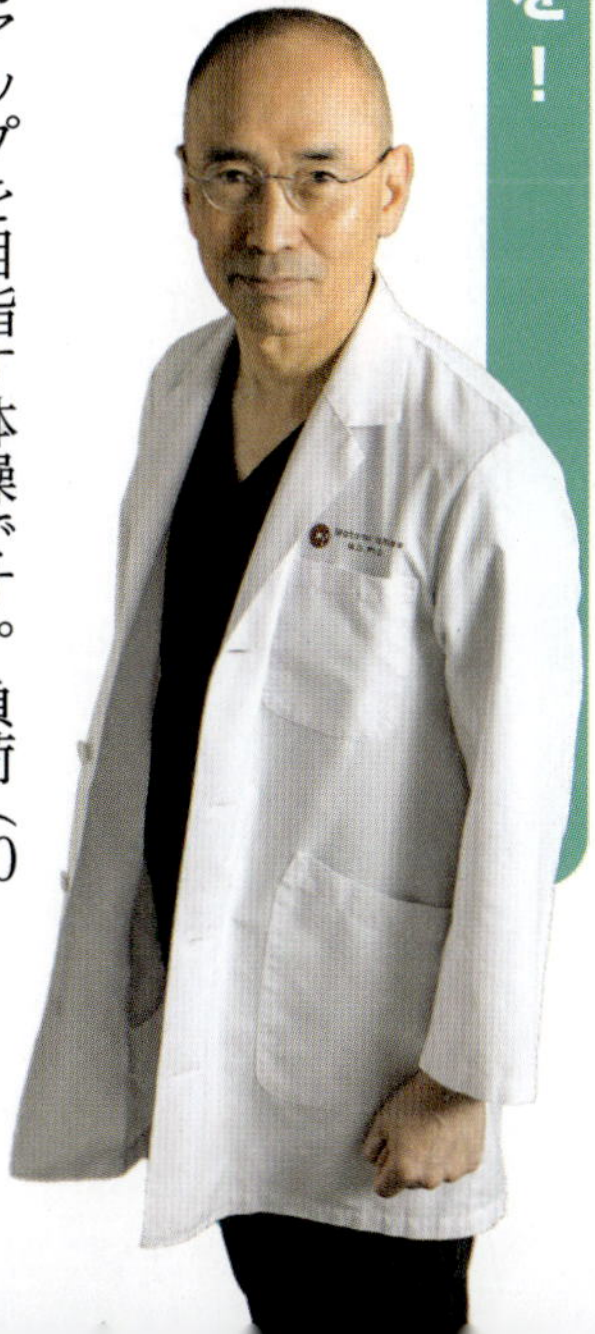

歩き方については、同様に「**グッド歩行**」と呼んでいます。股関節やひざ関節にできるだけ負担をかけずに歩行する方法なので、ウォーキングに出かけるときや、普段の歩行時にぜひ実践を心がけてください。

私はこれまでの著書でも、これらの体操や歩き方について提唱してきましたが、本書ではこれらに加えて、楽しみながら全身を動かせる「**ヒップニーダンス**」を新たに提案しています。

体操や運動は、ともすると単調で義務のようになりがちで、「面白くない」「楽しくない」と挫折してしまう方もいます。長く続けるには「楽しめる」要素も重要でしょう。

そこで、プロダンサーとして人気の恒木真優《つねきまゆ》さんと一緒に、股関節やひざ関節周辺の筋肉を鍛え、全身の筋肉や関節についても無理なく動かせるダンスを考案しました。股関節やひざ関節の状態がすでに悪くなってしまっている方でも、取り組みやすい構成になっています。

ランニングよりも関節への負担が小さいので、実践しやすいダンスです。

汗をかくような運動なので、少なくとも週に1回は行うことで、心筋梗塞《しんきんこうそく》や心不全など、心臓血管疾患《しっかん》によって死亡するリスクを下げられる可能性もあります。健康寿命を延ばすことができるでしょう。

健康セミナーで、聴衆のみなさんと一緒にヒップニーダンスをすることがありますが、おかげさまでとても好評です。

最初はちょっとむずかしく感じるかもしれませんが、何度か試しているとだんだんと上手に踊れるようになるので、その過程も楽しめるはずです。

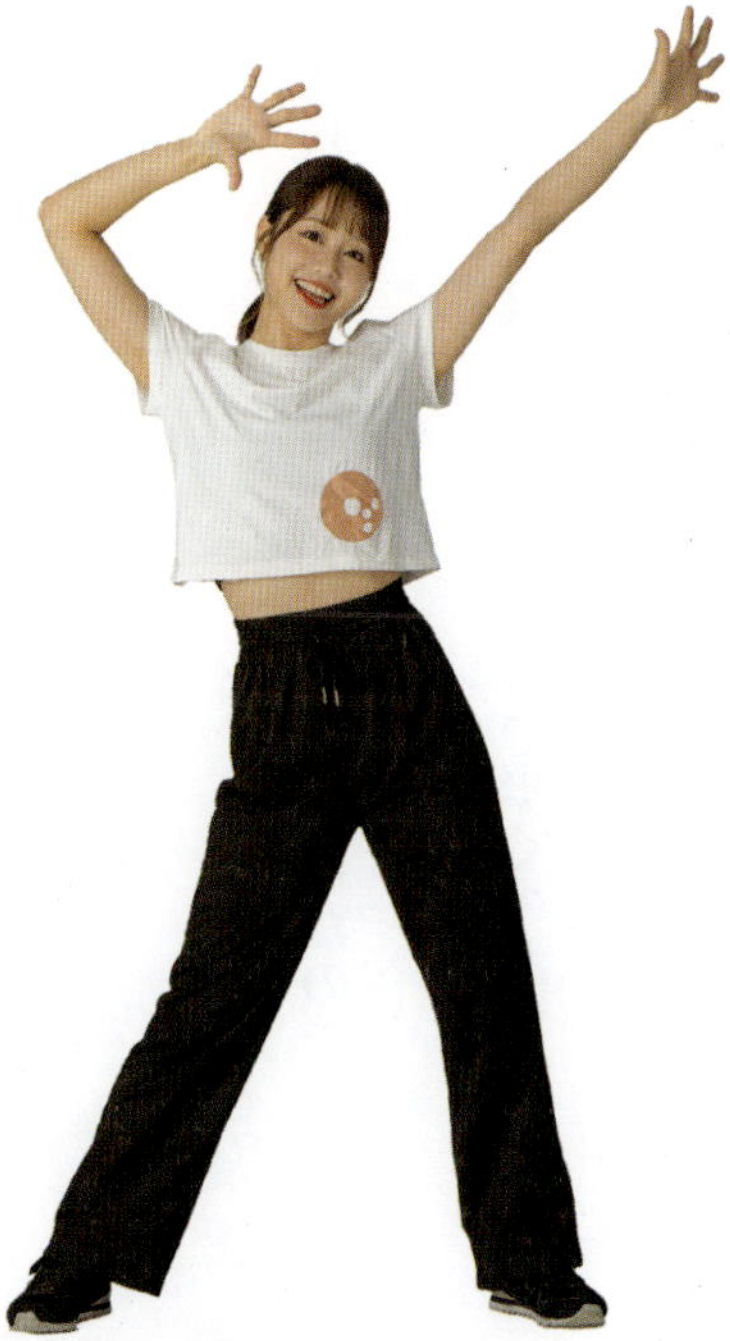

まずは1週間、この3つの運動に取り組んでみましょう！
たとえば月・水・金曜日には「グッド体操」を行い、土曜日は「ヒップニーダンス」に挑戦、散歩やウォーキングのときには常に「グッド歩行」を意識する。
どうでしょう？　これなら、できる感じがしてきませんか？
そんなふうに楽しみながら、2ヶ月程度運動を続けることで、誰もがスタスタ自由に歩ける「健脚」を手に入れられるのです。

「健康寿命」だけでなく、「健脚寿命」も延ばしましょう！

前著で、自分の脚で歩ける期間のことを「健脚寿命」として紹介しました。よく知られるようになった「健康寿命」は、介護ナシで生活できる期間のことを指します。それはそれでとても大切ですが、自分の足で歩ける期間を示す「健脚寿命」も、負けず劣らず重要です。

多くの人にとって、健康寿命と健脚寿命は、どちらも長いほど幸福を感じるはずです。

私の母は、転倒して大腿骨転子部《だいたいこつてんしぶ》（頸部外側《けいぶ》）骨折が起こり、手術を受けたのですが結局、車イス生活になってしまいました。

父は骨折や大きな病気をしていないのにもかかわらず、晩年は自分で歩くのがかなり困難になりました。

両親には運動習慣がなかったため、脚の筋力がどんどん低下してしまったのが原因です。

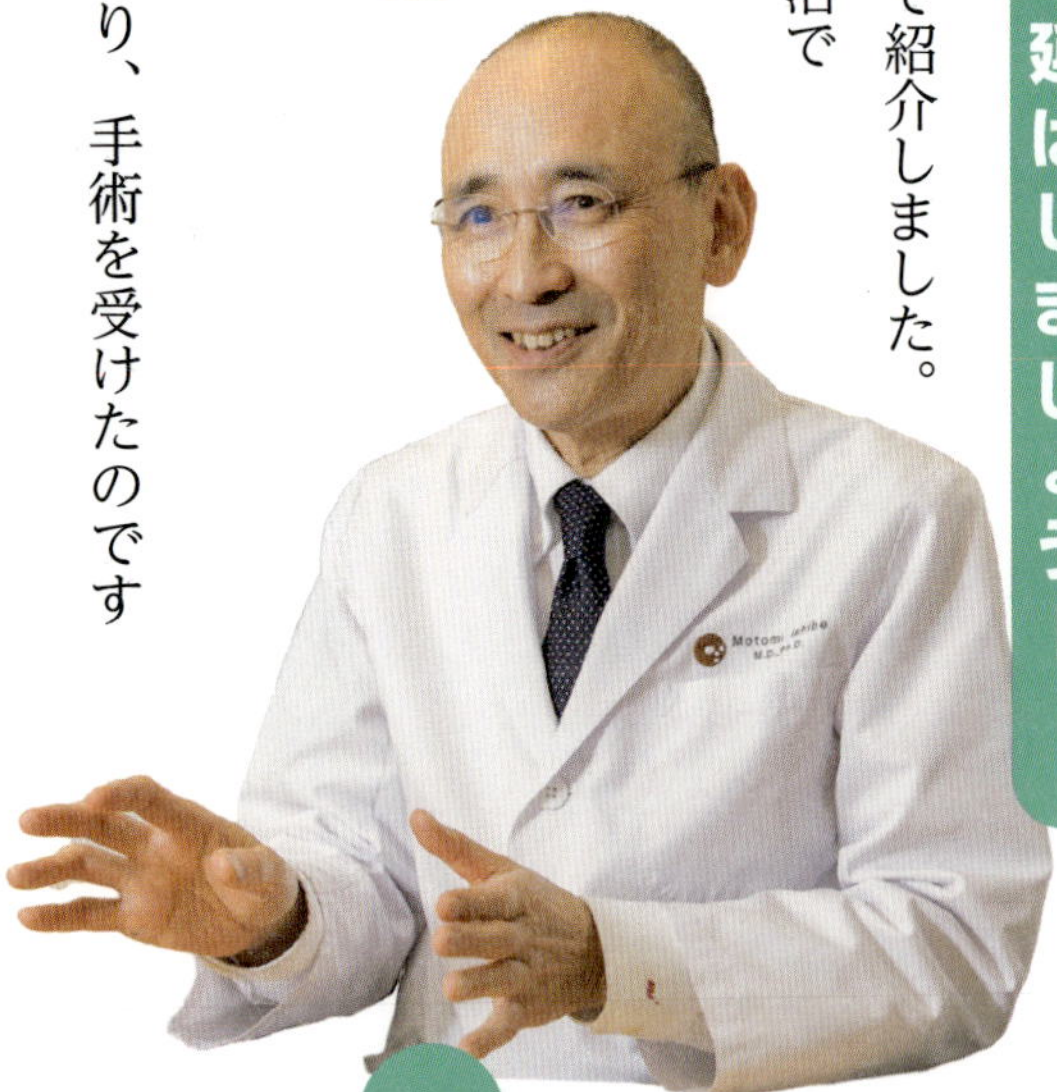

健脚寿命を一生のものにするには、体幹や脚の筋力アップと、その筋力の維持が必要です。この2つを達成するため、ぜひとも中高年からは運動習慣を生活に取り入れてください。

もちろん、私も含めた中高年以上の年齢の方にとっては、人生で残された時間に限りがあり、できるだけ短い時間で、効率的に運動を行いたい気持ちがあるのはよくわかります。

本書で紹介する体操やダンス、歩行法は、そうした効率的な運動の助けになってくれるはずです。

石部《いしべ》 基実《もとみ》

※本書の文中で「関節」とあるとき、特に断りがない場合は股関節とひざ関節の両方を指しています。
※「ヒップニーダンス」「グッド歩行」「グッド体操」は石部基実クリニックの登録商標です。

もくじ

第5章 生活習慣の改善やちょっとした工夫でも健脚はつくれる！ 135

【基礎編】

第1章

スタスタ歩ける下半身を維持したい、これだけの理由

歩けなくなって、いいことなんてひとつもない！

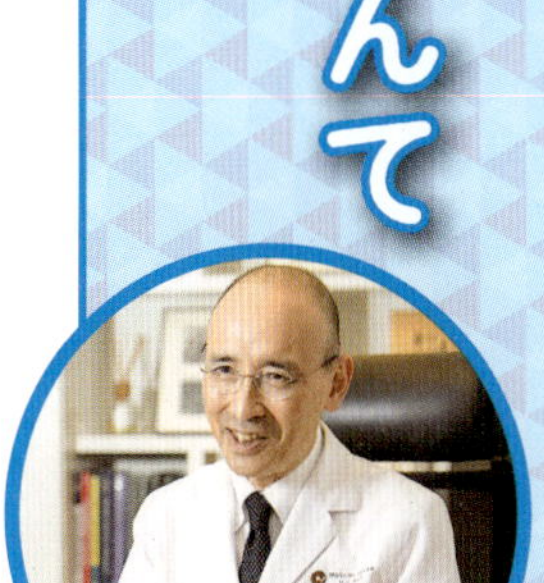

腰や股関節、ひざなどの下半身に痛みがあると、動くのが億劫《おっくう》になります。

ひざや股関節が痛い

↓歩くのがいやになる

↓歩かなくなる

↓活動的な生活が送れなくなる

↓自宅にこもりがちになる

↓筋力が低下する

↓ますます引きこもりになる

↓うつや不安神経症などメンタル面も悪化していく

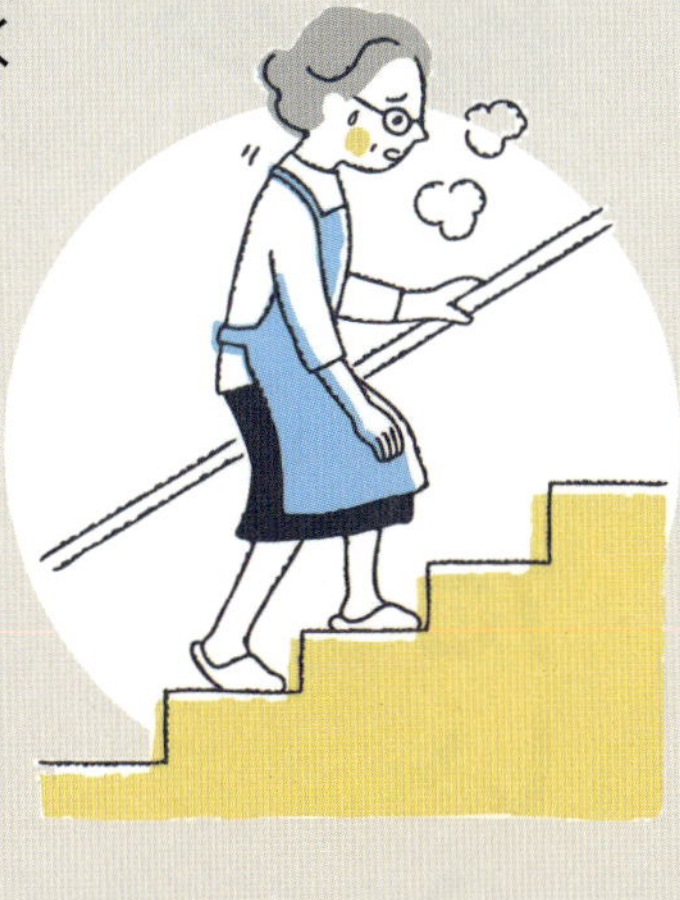

このように、その人の性格や生活スタイル全体すら変えかねないのが「関節の痛み」です。

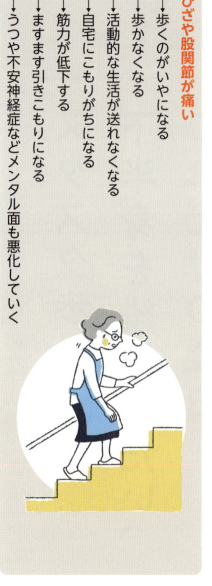

こうした状況は「ちょっとした体の違和感」から始まります。

次第にその「違和感」が、歩き始めやちょっと長く歩いたあとの「痛み」に変わり、進行すると常に痛みに襲われる「慢性痛」となって、だんだん動けなくなっていきます。

ひざ関節や股関節の不具合が進行すると、ある段階からは「ただ立っている」だけでも違和感や痛みが出ます。そのため、掃除や料理など、家庭内の身の回りのことにも支障をきたすようになります。

結果的に家のなかでも動かなくなってしまい、1日じゅう座ってテレビを見ている、という生活に陥りやすいです。

「ひざや股関節が痛いけれど、立っているだけで動かなければ、まだ我慢できる」という段階の方もいるでしょう。

ただ、そのまま放置しておくと、イスなどから立ち上がるときにどこかにつかまらないと立てなくなります。

しゃがむこともできなくなっていきますし、たとえしゃがめても、そこから立ち上がれなくなっていきます。

そんなふうにして、だんだんと「動かない生活」を強いられていきます。

無理をして歩いていたとしても、いつしか痛みに耐えきれなくなります。

旅行などでも、「歩くのが苦痛だから、ほかの人と一緒に行動できない。座って待っている」となってしまいます。

こうなると、痛みを抱えているその人自身はもちろん寂しいですし、「一緒に行った人たちに気を使わせて悪い」と考えてしまい、余計に外出しなくなります。

そういう方が家族に1人でもいると、家族全体も、なんとなく暗い感じになってしまうでしょう。


歩けなくなって、動けなくなって、いいことなんてひとつもありません。

健脚寿命を延ばし、そうした状態になるのを全力で防ぐべきでしょう。そのための方法を、本書では解説していきます。

好きな場所にいつでも行けることは、生きるうえで大切なこと

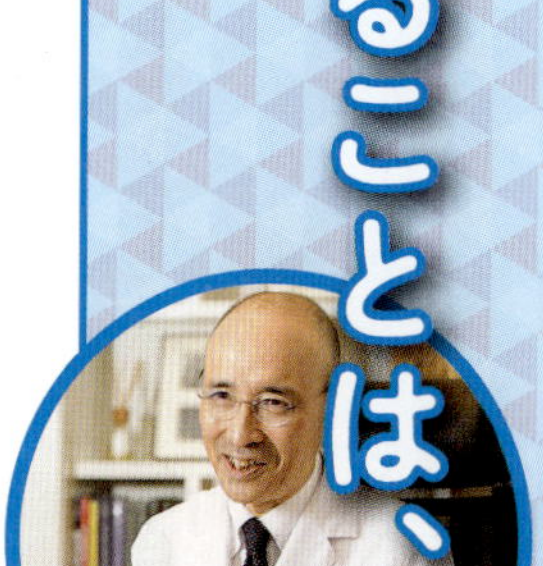

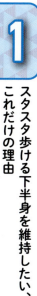

私は股関節が専門で、股関節の人工関節手術を多く行っています。

手術前の患者さんにお話を聞くと、関節の痛みのせいで旅行はもちろん、買い物など日常の外出をしなくなり、閉じこもりがちになっているとみなさん言います。

一方で、手術によって痛みがなくなると、自由に動けるようになり、それが一番うれしい、と多くの方が喜びます。

痛みがあるときには、観光地に行ってもずっとバスから出られなかったという方が、手術後には歩行速度も普通になり、友人みんなと観光できるようになった！　などと明るい表情で報告してくれます。

クリニックでそういう方々のお話を聞くと、「『自分で歩ける』ということは、私たちにとってとても大切なことなんだ。歩けるということは、とても楽しいことなんだ」と再認識させら

れます。

股関節は人体のなかでも最大の関節なので、私が普段行っている人工股関節の手術は、手術のなかでも大きな手術になります。

「高齢で先もそんなに長くないだろうから、そこまでして大きな手術に挑戦したくない」と手術をあきらめる方ももちろんいます。

しかし高齢で、今後の余命がそれほど長くないはずの方でも、私のクリニックで手術をすることを選ぶ患者さんはたくさんいます。

これまでで最高齢の患者さんは当時88歳の方でした。「最後の最後まで自分の足で歩きたい、動きたい」という気持ちが強く、体の負担を乗り越え、高齢であっても手術を受ける決断をしました。

それくらい、**人間にとって「歩く」こと、つまり、自分の足でいつでも好きなときに、好きな場所に移動できることは大切**なのです。

「痛みを感じず、心身ともにストレスなく歩くこと」が私たちの後半生の充実度、満ち足りた人生を決めるといっても過言ではありません。

「グッド体操」や「グッド歩行」、そしてこの本で紹介する「ヒップニーダンス」で股関節とひざ関節を健康に保ち、健脚寿命を少しでも延ばすことで、人生の幸せな時間を伸ばすことを目指しましょう。

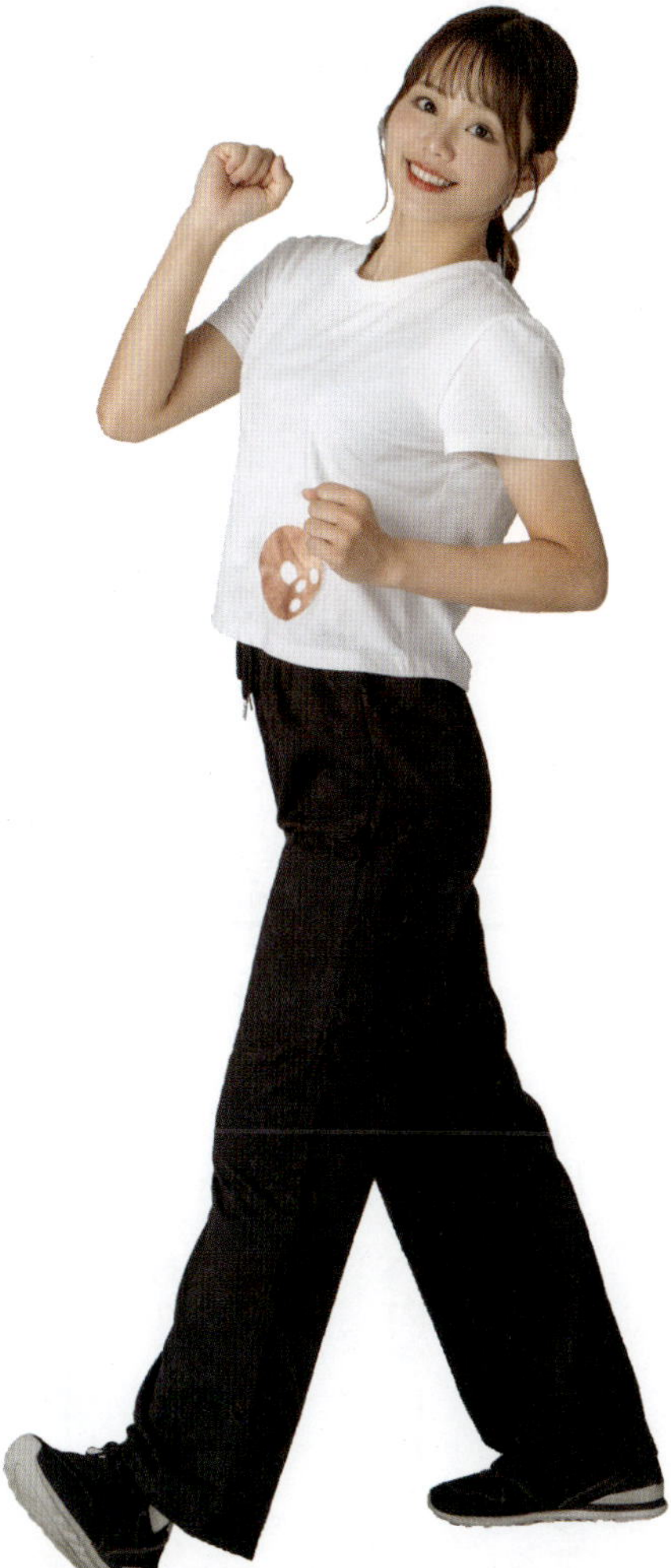

メンタル面でも悪影響が大きい

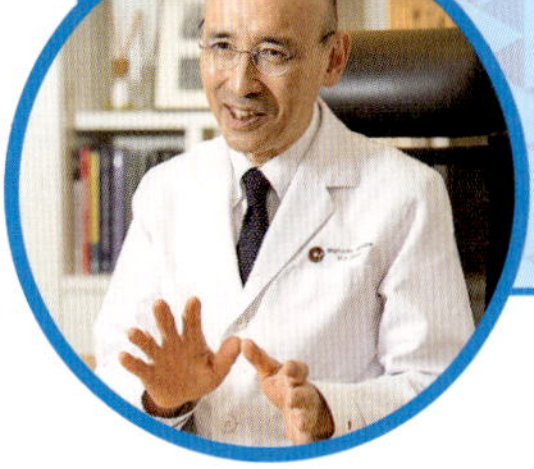

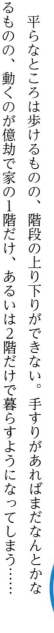

平らなところは歩けるものの、階段の上り下りができない。手すりがあればまだなんとかなるものの、動くのが億劫で家の1階だけ、あるいは2階だけで暮らすようになってしまう……このように、関節に痛みがあると行動範囲がどんどん狭くなっていきます。

そうして**「歩けない、動けない」状態に陥ると、精神的にもどんどん内向きになり、うつ傾向が強まりがちです。**

前述したように友人と一緒に出かけることも難しくなるので、外出で気晴らしすることもできません。

自分が行きたいところに、好きなときに気軽に行くことができなくなるので、自分にガッカリしたり、現状にストレスを感じたりもします。

「信号が青のあいだに道を横断する」ことは、普通に歩ける人には当たり前のことですが、関節に問題があって速く歩けない場合には、横断中に赤になってしまうので怖くて1人での外出自体ができなくなります。

さらに関節の症状が悪化すると、何もしなくても座っていたり、寝ていたりするだけで痛むことがあるので、睡眠の質が低下します。睡眠剤を服用しないと眠れなくなることもあります。慢性的な睡眠不足状態になりがちで、それも精神に悪影響を与えます。

結果、物事を前向きに考えたり、楽観的に変化を受け止めたりする気持ちがすり減ってしまい、常に後ろ向きで、消極的で、引っ込み思案な考え方をするようになってしまう方も少なくありません。

満足に歩けないことは、みなさんの精神も蝕《むしば》むのです。

こうした状況に陥るのを避けるためにも、どこかの段階で歩く力の低下に介入し、状況がどんどん悪化していくのを食い止める必要があります。

そのために役立つのが「グッド体操」や「グッド歩行」、そして新たに紹介する「ヒップニーダンス」に代表されるような**運動の習慣**です。

運動によって健脚を維持することで、歩行能力の低下に伴うメンタル面への悪影響も断ち切りましょう！

実際に私のクリニックで手術を受けた患者さん方で、歩けない、動けない状態から一気に普通に歩ける状態に戻ると、歩行の状態に合わせて精神状態も改善していくのが如実《にょじつ》に感じられます。

日常の小さなことも前向きに捉えるようになって、それまではあきらめていた目標にも積極的に挑戦するようになります。

手術後に、夢だった海外旅行ができたと教えてくれる高齢の患者さんもたくさんいます。

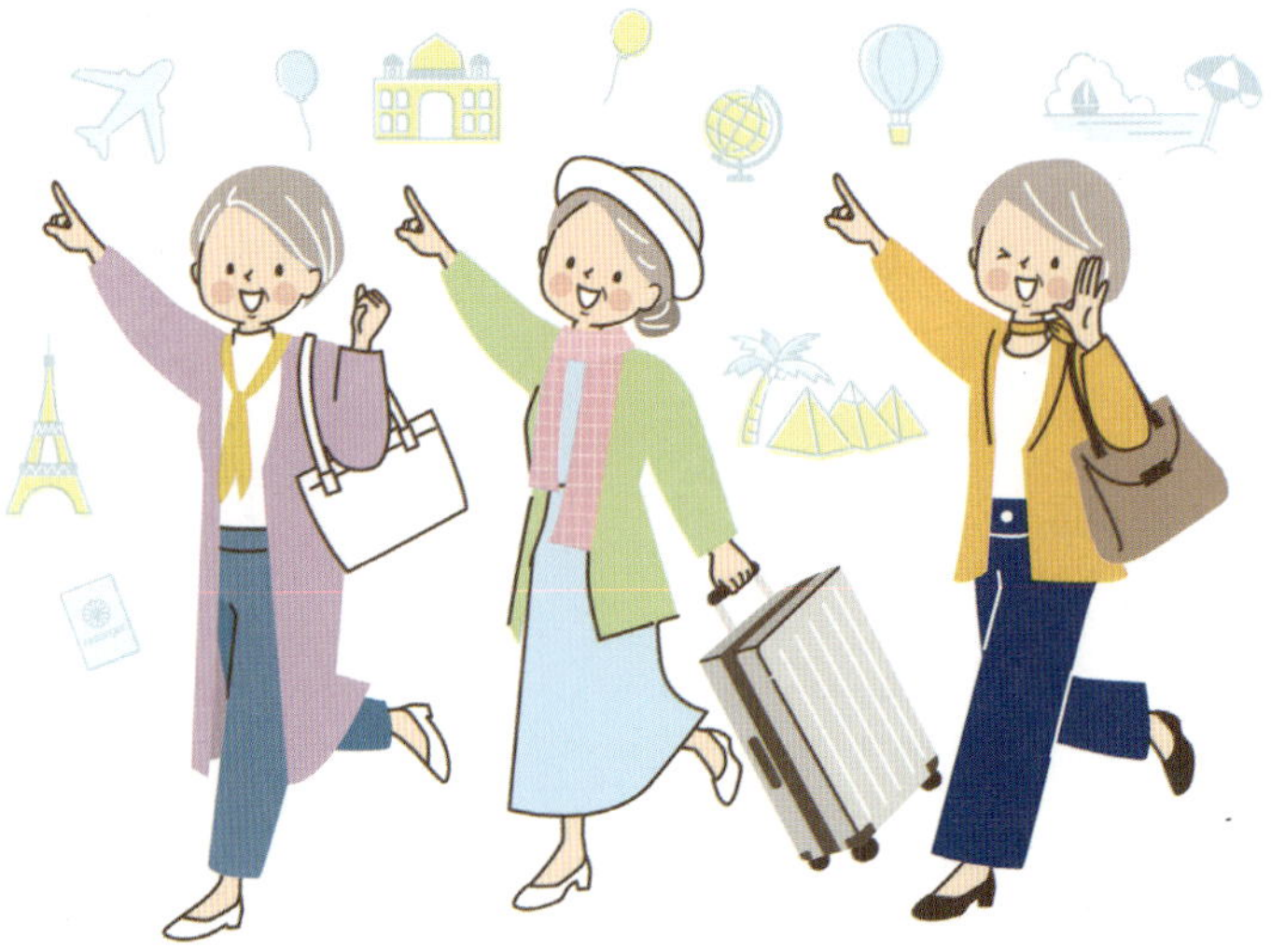

姿勢がよくなり、見た目年齢が若返る

股関節とひざ関節など下半身の関節をよい状態に保つと、**若々しい見た目を長く維持できる**、というメリットもあります。

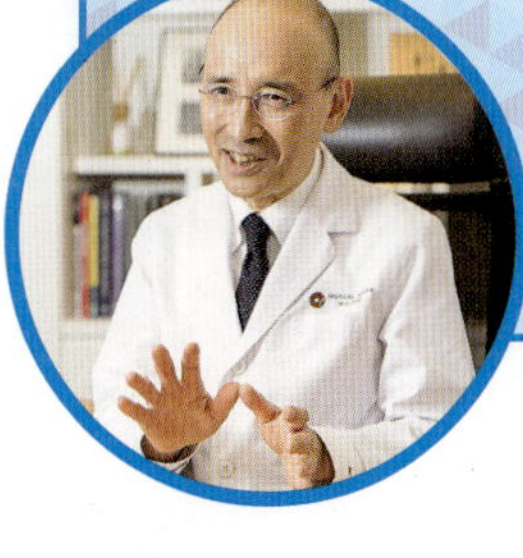

背筋が伸びる

下半身の関節のうち、私が専門にしている股関節は上半身と下半身をつなぐ関節です。また、ひざ関節は脚の中心にあって、股関節や足首などの関節と協調しながら、上半身の重量を支える重要な役割を担っています。

いずれの関節も、日常の動作すべてに影響を与えている「かなめ」であり、全身のバランスを取るための「支点」です。

これらの関節の状態を健康に保つと、「かなめ」と「支点」がしっかり安定するため、常に姿勢のよい状態を維持できます。背筋がすっと伸びて、**いわゆる「猫背」も改善します。**

●「見た目年齢」が若くなる

そのようによい姿勢が維持できていると、動きもキビキビしますし、若々しくも見えます。

私の経験では、股関節とひざ関節がよい状態の方と、これらの関節に問題が生じている方では、**だいたい5〜10歳くらいは「見た目年齢」の違いがある**ように感じる場合が多いです。

●スタスタ歩ける

当然ですが、股関節やひざ関節の状態がよければ、「歩き姿」も若々しくエネルギッシュに見えます。状態がよくない人に比べて、**歩幅や歩くスピードも段違いです。**

スタスタ歩けると、気持ちも自然に若々しい状態になります。

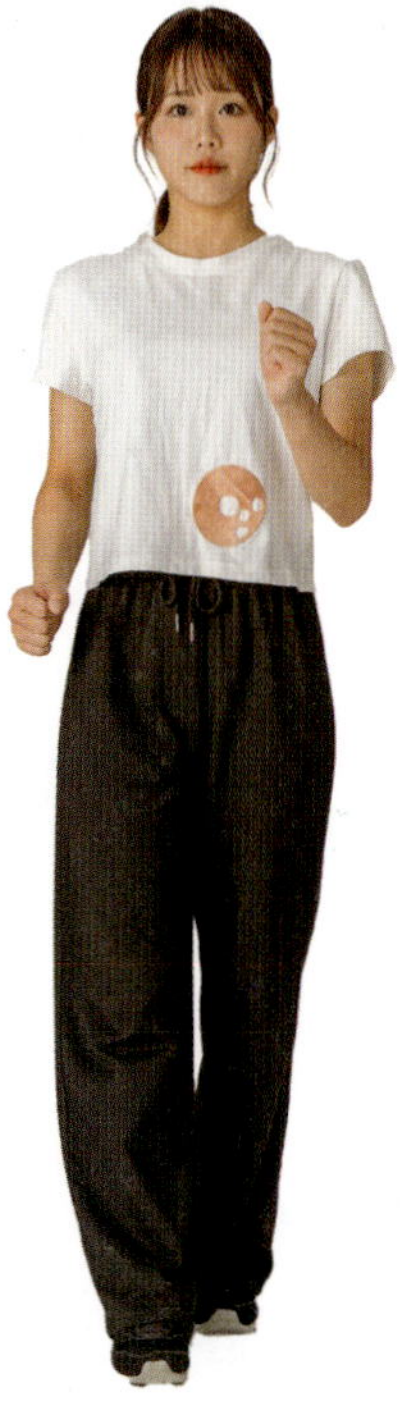

●体のゆがみが取れて肥満を防ぐ

股関節とひざ関節がよい状態にあると、連動している骨盤などにもゆがみが生じないため、スムーズに動けます。そうすると本書で提唱するような「グッド歩行」や、脚を使った運動もやりやすくなり、**運動不足や肥満も予防しやすくなります。**

逆に言うと、股関節とひざ関節に不具合があると動くのが億劫になって、運動量が激減するため、筋肉量が落ちやすく、運動不足になります。

それでも食事量は変わらないことが多いため、肥満になりやすくなるのです。

日常的な姿勢や歩き姿を若々しい状態に維持し、肥満や運動不足も予防できることで、複合的に「見た目年齢」が若返るのでしょう。

いわゆるアンチエイジングの観点からも、股関節やひざ関節に代表される下半身の関節をよい状態に維持し、スタスタ歩ける健脚寿命を延ばすことは重要なことなのです。

女性も男性も、本書を活用して、ぜひ「見た目年齢」向上に挑戦してみてください。

さまざまな病気を誘発する

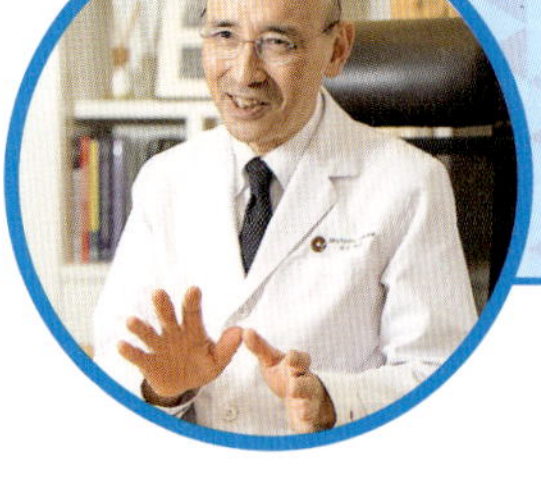

股関節やひざ関節の不具合は、さまざまな病気のリスクを高める、というデメリットもあります。

たとえば関節の痛みやゆがみをかばおうとすると、背骨が曲がって悪い姿勢になります。悪い姿勢は腰に負担をかけるため、腰痛になりやすく、「悪い姿勢→腰に負担→腰痛→かばおうとして姿勢がさらに悪くなる→腰に負担→腰痛」という悪循環となります。

この状態が続くと、腰痛のために腰がゆがみ、背骨が片側に曲がってしまう脊柱側弯症《せきちゅうそくわんしょう》になることがあります。

肩や骨盤の見た目が左右非対称になったり、胸部が変形したりすることもあります。肺や心臓、胃や腸、子宮などが圧迫され、胃下垂や逆流性食道炎、慢性の腰痛、重い生理痛、息切れ、ときには精神的な疾患《しっかん》まで引き起こす可能性があります。

さらには、背骨の内側を通っている神経や、背骨と背骨のあいだでクッションの役割を担っている椎間板《ついかんばん》などにも偏った負荷がかかるため、坐骨《ざこつ》神経痛や椎間板ヘルニアになる可能性も高まります。

痛みのために歩いたり運動したりできなくなれば、血管の状態にも悪影響を及ぼします。運動によって血管の内皮細胞で一酸化窒素（NO）という物質が分泌され、この成分によって血管は拡張し、しなやかさを維持する働きがあります。それができないのですから、動脈硬化などのリスクも高まるでしょう。

痛みを感じる箇所をかばうことで、全身のバランスが崩れ、肩こりや関節痛のためにいつも疲れてしまう「慢性疲労」になることもあります。

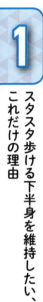

●動かないとますます動けなくなる

このほか、**関節や筋肉はずっと動かさないでいると、動く範囲がだんだん狭くなっていく**性質を持っています。

そうなってしまった状態を「廃用症候群《はいようしょうこうぐん》」と言い、放っておくと要介護状態に陥るリスクが高くなります。

ひざや股関節に痛みがあるからといって、ずっと動かず安静にしていると、この廃用症候群になる可能性が高まります。**痛みがあっても、「安静にしすぎ」はかえって体を損ねてしまう**のです。

痛みや腫《は》れが強く出ているような状態では無理に動かしてはいけませんが、急性期ではなく慢性的に痛む状態であれば、痛みが出ない範囲や、杖や手すりなどの助けを借りればそれほど痛みを感じないような範囲については、なるべく積極的に関節を動かすようにしましょう。

常日頃行っている掃除や洗濯、料理などの家事も、イスに座るなどしてときどき休憩を取りながら、強く痛まない範囲であれば可能な限り続けたほうがいいのです。

特に、足腰の筋肉は弱らないように注意してください。

また、加齢に伴う筋力の低下や骨粗しょう症などで、関節や脊椎《せきつい》の病気につながりやすい状態に陥っている状態を「ロコモティブシンドローム（運動器症候群）」、通称「ロコモ」と呼びます。

ロコモは運動器（体を動かす骨・筋肉・関節・靭帯《じんたい》・腱《けん》・神経などの組織や器官）の障害によって引き起こされます。

運動器の障害によって立つ、歩くなどの身体能力（移動機能）が低下した状態が長期化すると、介護が必要となるリスクが高まってしまうのです。

そうならないために筋力をつけて、身体能力を維持しようというのが、のちほど紹介する「グッド体操」や「グッド歩行」、「ヒップニーダンス」というわけです。

ここで挙げたさまざまな病気になるのを防ぐ効果があります。

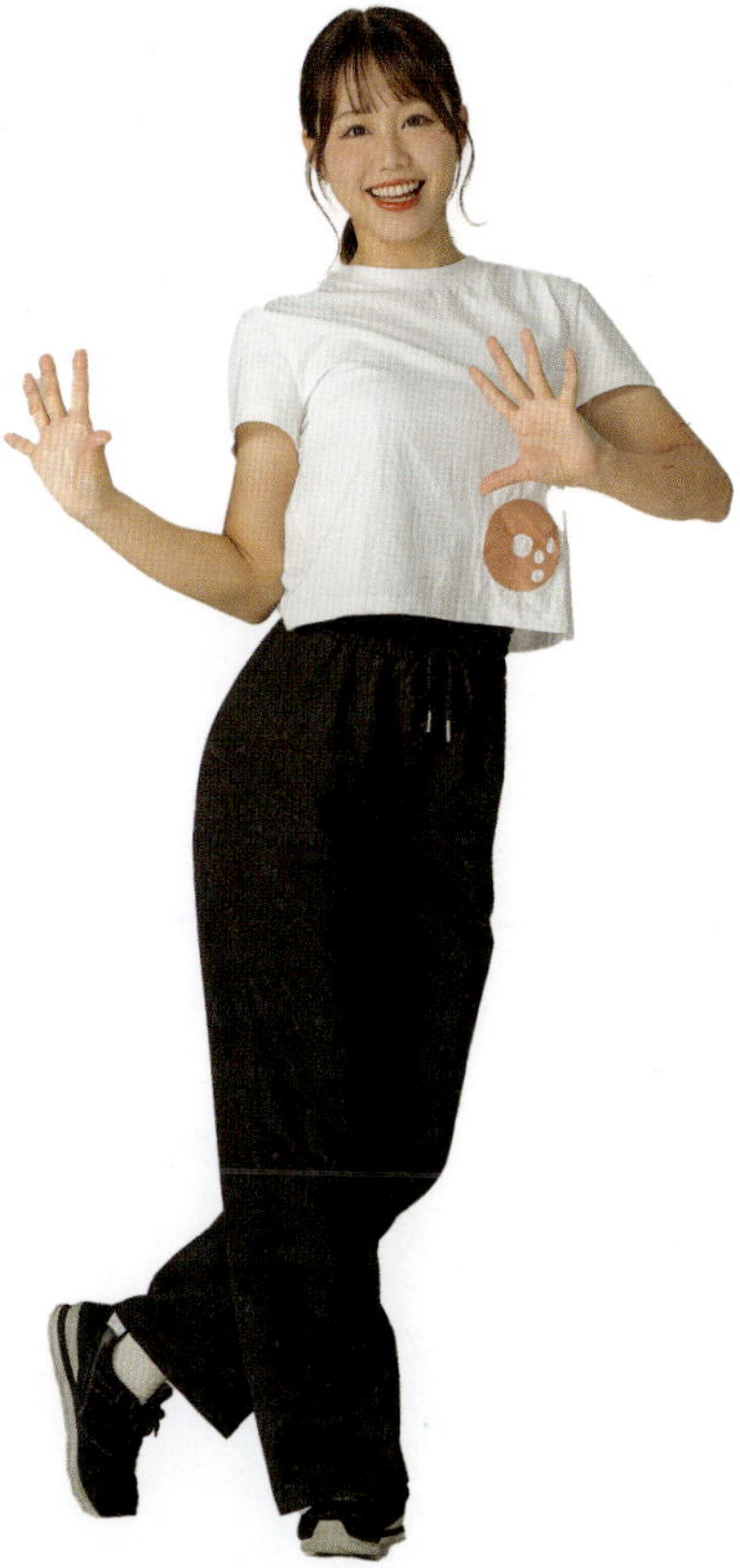

脚の関節が弱くなれば転びやすくなる！

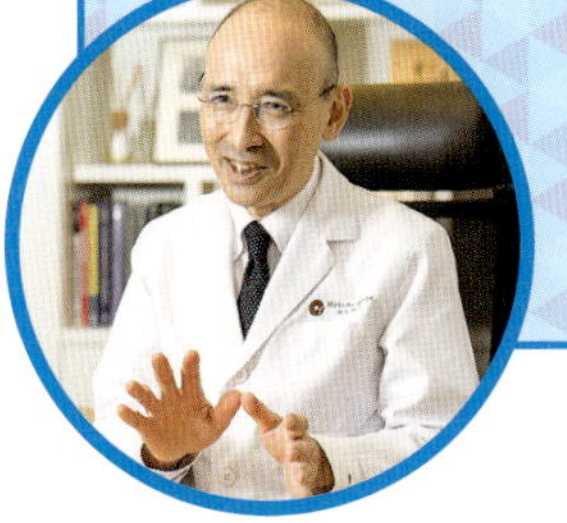

下半身の筋肉が少なくなると足が上がりませんから、つまずきやすくなります。自分では十分に足を上げているつもりでも上がりきっていないので、ほんのちょっとの段差でつまずくのです。

それどころか、いわゆる「すり足」になってしまうので、段差もない平坦なところでもつまずいてしまうようになります。

すると、筋肉が少ないのでふんばれず、バランスを崩して転倒してしまいます。

あるいは、何もしないで立っているだけでも、私たちの体はさまざまな筋肉を使っています。「**筋肉があるから立つことができる**」と言ってもいいでしょう。

そのため下半身の筋力が弱まるときちんと立てませんし、ふらついたり転んだりしてしまいます。このときに関節の痛みがあればなおさら、「あっ！」と思ったときでも瞬間的に痛みを怖がり、力を入れることができません。

結果、転倒し、骨折してしまうことが危惧されます。

●高齢者の死因としては交通事故よりも4倍多い

厚生労働省による令和3年の人口動態調査の結果、65歳以上で転倒・転落・墜落《ついらく》などが原因で死亡した方の数は年間9509人。同年、交通事故で亡くなった方は2150人なので、4倍以上の数です。

特に多いのが平らな場所での転倒（すべる、つまづく、よろめく）で、死亡者数8085人と転落や墜落を圧倒しています。

高齢者は骨がもろい人が多いので、転ぶと骨折するリスクも高く、なかでも手首や背骨（圧迫骨折）、股関節の骨折が多いです。下半身の関節では圧倒的に股関節の骨折が多いのですが、それは転倒時の衝撃が股関節に集中するためかもしれません。

大腿骨頸部《だいたいこつけいぶ》や転子部《てんしぶ》の骨折の発生率は40歳から増え始め、加齢とともに高まり、70歳以上になると急激に上昇します。2030年には、年間29万人がこの部位を骨折すると見込まれています。

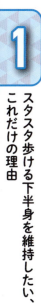

大腿骨の折れやすい場所

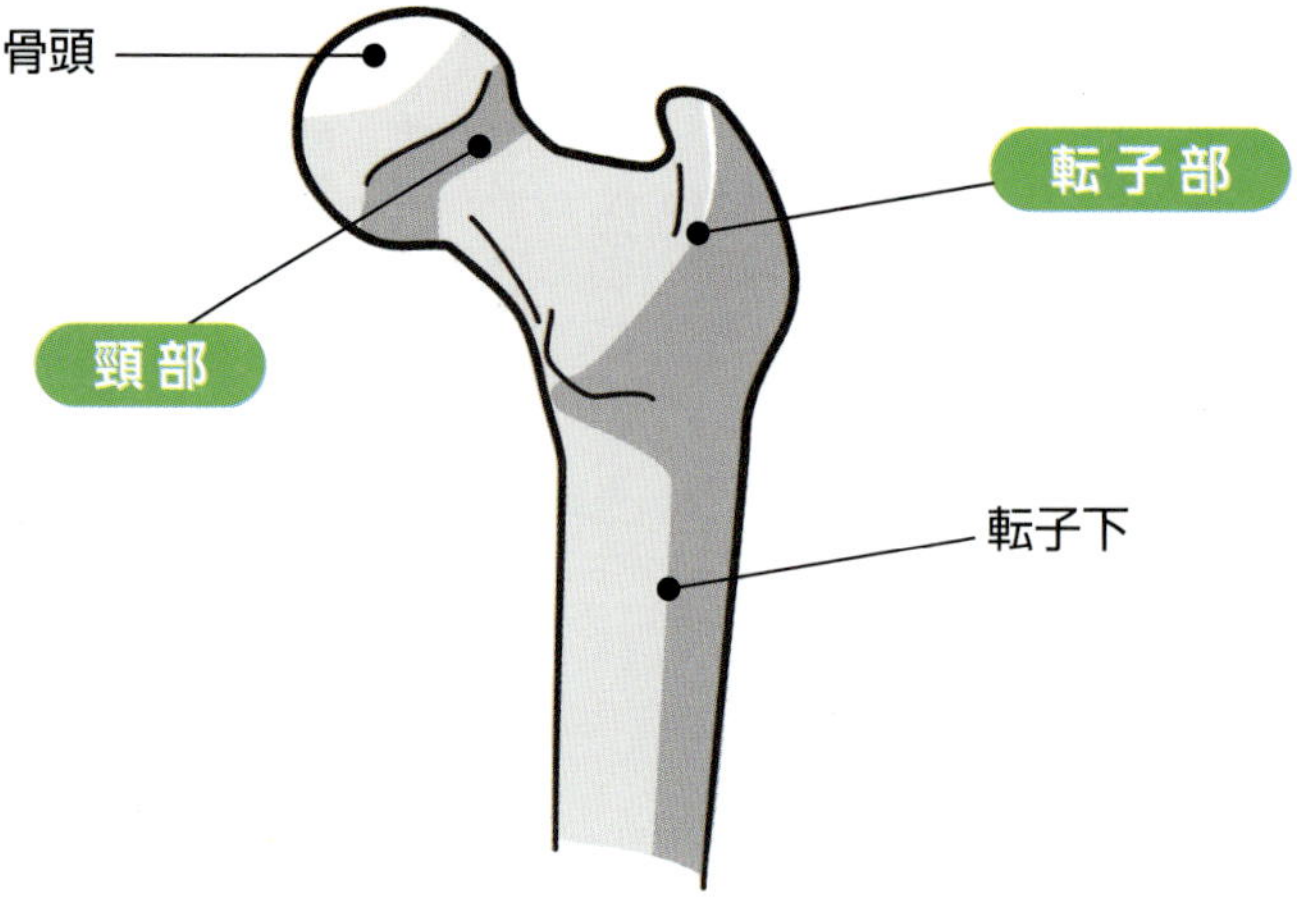

なお、この部位を骨折した高齢者は、1年以内の死亡率が約10％（海外の調査では10～30％）という驚きの事実があります。

骨折により動けなくなったことで、肺炎や血栓《けっせん》を誘発し、死亡にいたるケースも多く存在します。

そのため、万一、股関節を骨折してしまったときには、手術によって少しでも動けるようになることが重要です。

ただ、たとえ手術をしても、**その後に車イスや寝たきりになってしまう方が、高齢の骨折患者の2割くらいを占めています。**

私の母も股関節を骨折し、はじめのうちは頑張っていたのですが徐々に気力を失い、車イス生活になってしまいました。

股関節の骨折は特に手術を推奨されますが、高齢者の手術はリスクも高いですし、術後のリハビリも十分にできない人が多く、結果的に寝たきりになってしまうのです。

私が「健脚寿命」の提唱を始めたのも、そんな母の姿が忘れられないからかもしれません。

本書で紹介している「グッド体操」「グッド歩行」「ヒップニーダンス」で運動習慣をつけ、健康な下半身を維持して、そもそも転倒や骨折をしないようにしてほしいと願っています。

すでに痛みなどが生じている方でも、筋力や関節の可動域を維持・改善して、より長い健脚寿命と、明るい老後を手にしてほしいと願っています。

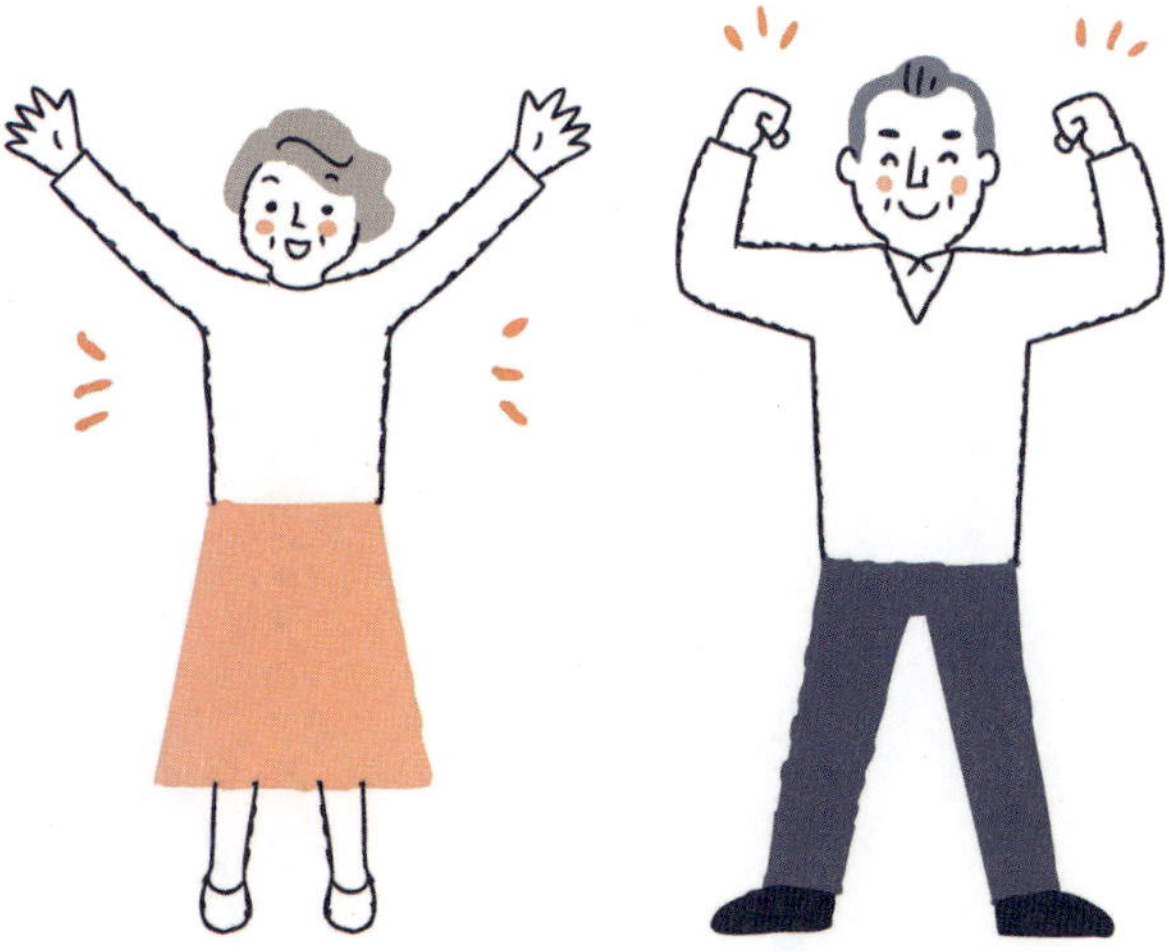

ひざと股関節……「痛み」は連鎖していく

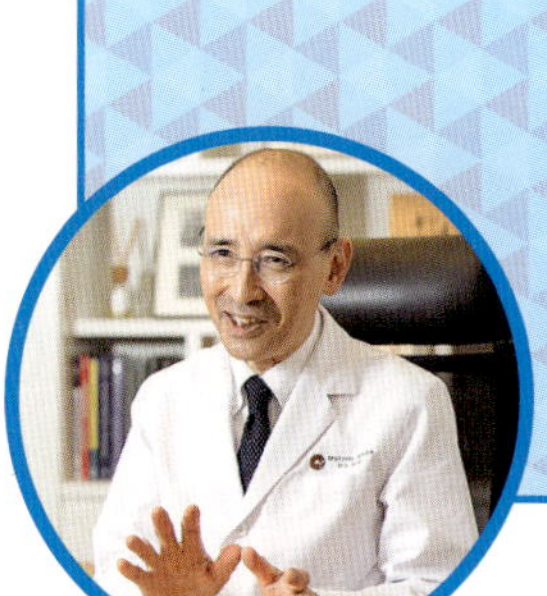

「ひざの痛みの原因が変形性股関節症にあった」「腰痛の原因は、実は股関節だった」という例はかなりあります。

腰やひざ、足首などの痛みをかばおうとして、それらの関節にトラブルが生じ、そこから生じるゆがみを吸収しようとして股関節が悪くなってしまう、というケースもあります。

人はどこか1ヵ所が痛むと、そこをかばって動こうとするため、ほかの関節にも影響を及ぼします。痛む箇所をかばうことで体のバランスが悪くなり、腰痛、ひざ痛、肩こりなど、さまざまな症状に見舞われます。

下半身のトラブルは、さまざまな関節が連動して起こると言えるでしょう。

特に股関節に連動して痛みが出やすいのがひざで、股関節が先に悪くなることで、その後に変形性ひざ関節症になる人は少なくありません。

ひざが痛み、水がたまる「**変形性ひざ関節症**」は、割合としては女性に多く見られ、年齢を重ねるごとに罹患《りかん》しやすくなります。加齢以外にも骨折、靭帯の損傷、半月板《はんげつばん》損傷といった外傷などが原因でも発症します。

初期の症状としては立ち上がるときや歩き始めに痛みを感じ、中期になると正座や階段の上り下りがむずかしくなります。さらに、末期になると安静にしていても痛みが出て、ひざをまっすぐ伸ばせなくなり、変形が目立って歩行困難となってしまう病気です。

連鎖をさせず、本当の原因をしっかり探る

関節の痛みは、このように連鎖することがよくあります。

そのため、**最初から痛む関節をつくらないよう予防する**ことがまずは大切です。

もし痛む関節ができてしまったら、**それ以上に連鎖させない**ことを意識しましょう。また、表面的な痛みの発生箇所に惑《まど》わされず、本当の原因がどこにあるかを探ることも求められます。

痛みの大元となっている部位がどこかを見つけるのは、最終的には整形外科の医師に任せることが必要ですが、ある程度は次の「セルフ触診」で見つけることもできます。

股関節のセルフ触診

1 座って押す

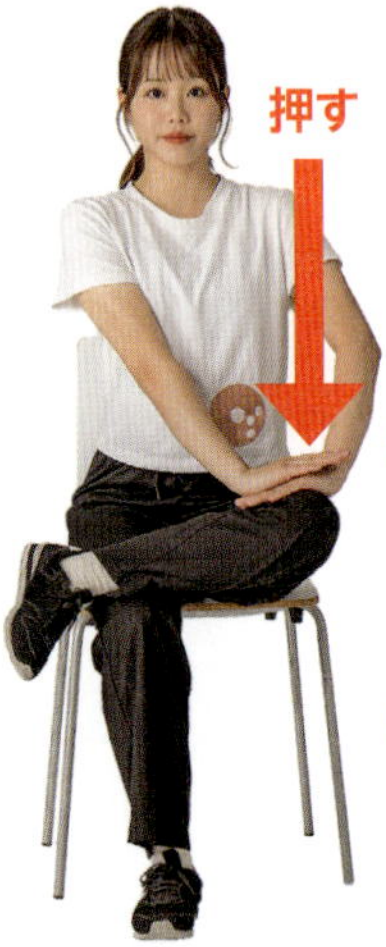

❶ イスに座って、右でも左でもいいので「4」の字を描くように足を組む

❷ 水平になったほうの足のひざに両手を置いて、上から軽く押す

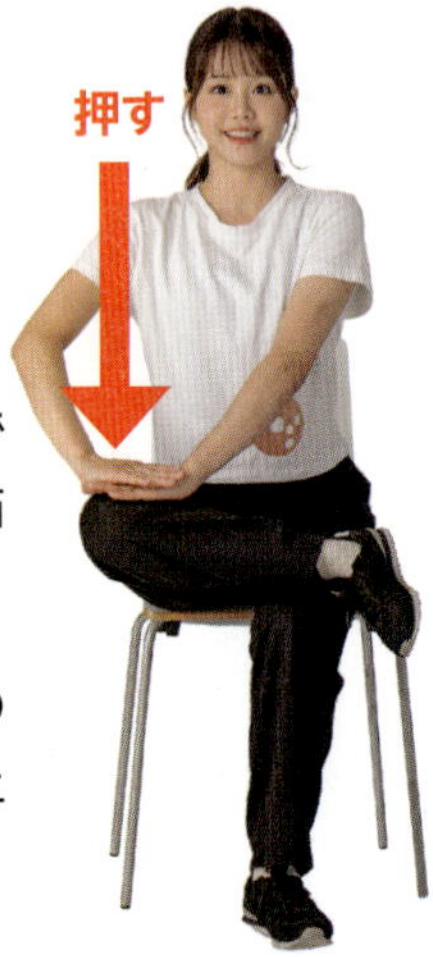

※あなたがひざや腰、足首の痛みを抱えていても、このときに股関節に違和感があったり痛かったりした場合、股関節が痛みの原因です。もう一方の足も触診してみて、両方の股関節を確かめてみましょう。

2 鏡の前で片足立ち

全身が見える姿見などの前に片足で立つ。

※どちらかの肩が下がっているようなら、どこが痛いかにかかわらず股関節が原因です。
左右両足ともやってみましょう。

この2つ以外では、まっすぐ立ったあなたのうしろ姿を家族に見てもらいましょう。
どちらかのおしりが下がっているようなら、股関節のトラブルの可能性があります。

ひざのセルフ触診

1 鏡の前で見比べる

左右のひざを比べて見る。

※どちらかのひざがもう一方のひざに比べて腫れて大きくなっているようなら、痛みのあるなしにかかわらず、ひざ関節のトラブルの可能性があります。

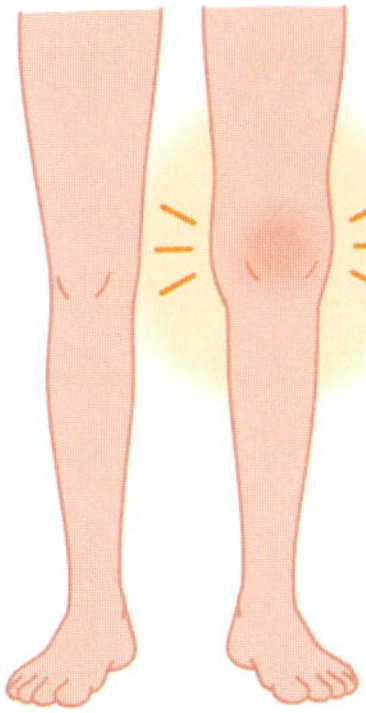

2 お皿を触って動かす

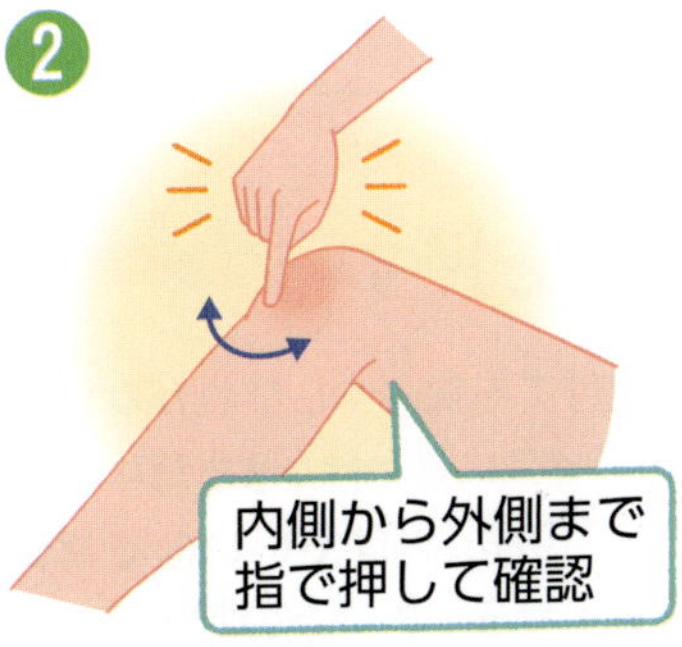

足を曲げ、お皿の下部に痛みがないか、内側から外側まで全周を指で押さえてみる。

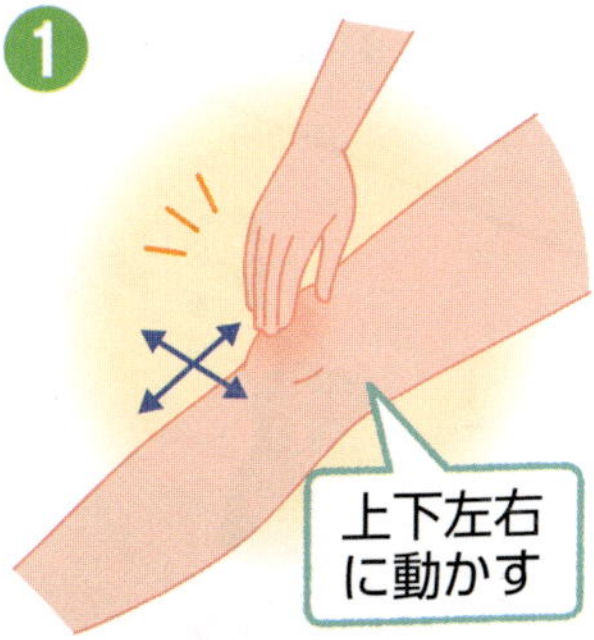

力を入れずに足を伸ばして、「ひざのお皿(膝蓋骨《しつがいこつ》)」に触れ、お皿を上下左右に動かしてみる。

これらの箇所に痛みがあるようなら、ひざ関節のトラブルの可能性があります。

腰とおしりのセルフ触診

1 イスに座って脚を上げる

イスに座って脚を持ち上げ、水平に伸ばす。

※このとき、おしりから太もものうしろ、ふくらはぎ、かかとにかけて痛みやしびれが生じるのであれば、坐骨神経痛《ざこつしんけいつう》の可能性があります。

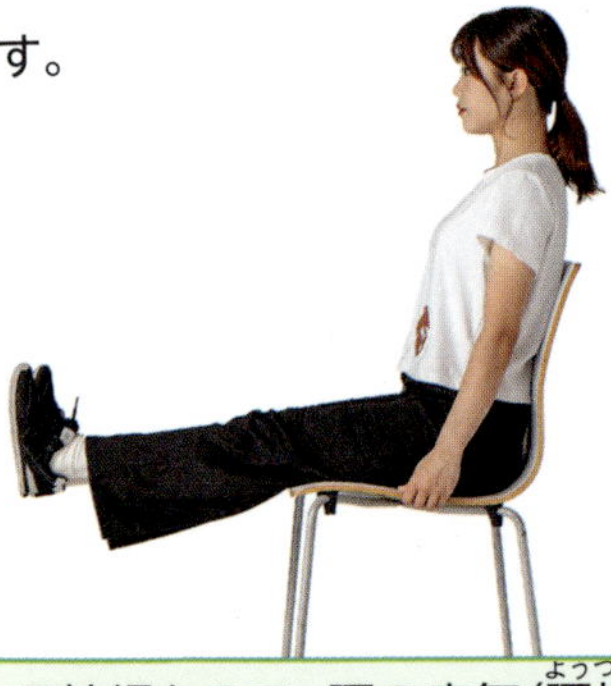

坐骨神経は腰から足までつながっている神経なので、腰の病気（腰椎《ようつい》椎間板《ついかんばん》ヘルニアなど）で足のしびれや痛みが起こります。しびれや痛みをやわらげるために腰を曲げて生活していると、側弯症《そくわんしょう》を引き起こすことがあります。

2 背骨の両わきを押す

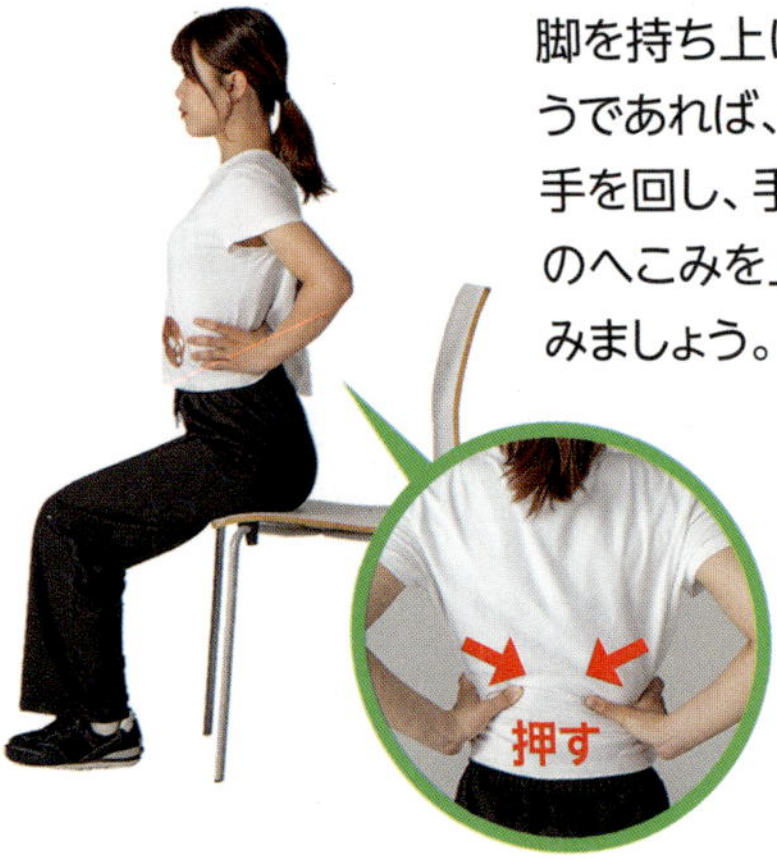

脚を持ち上げても痛みやしびれがないようであれば、イスに腰かけたまま背中に両手を回し、手の届く範囲でいいので背骨のへこみを上から下まで指の腹で押してみましょう。

※このとき、どこかに痛みを感じるのであれば、腰のヘルニアや、腰椎の変形などの可能性があります。

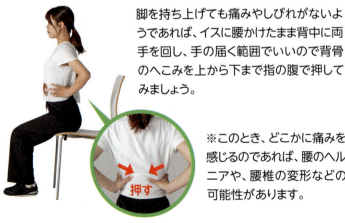

第2章

歩けなくなるメカニズムとその防止法

全身の中心・股関節、脚の中心・ひざ関節

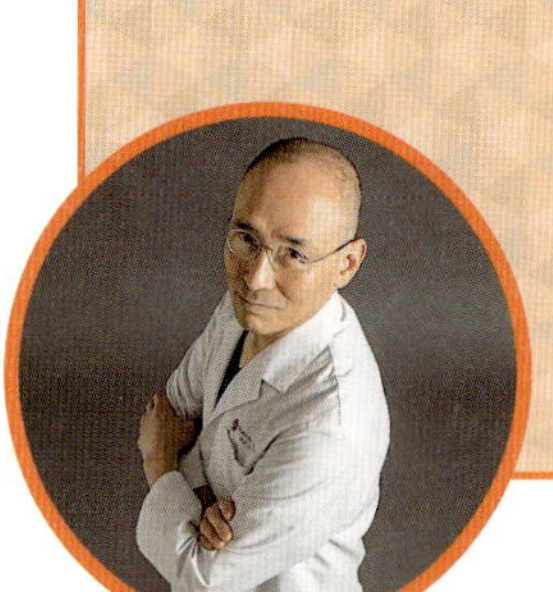

ここまでの解説で、スタスタと自由に歩ける「健脚」を遠ざける最たるものが、脚の関節の病気やそこからくる「痛み」であることは理解していただけたでしょう。

第2章では、そうした病気や痛みがどういう理由や仕組みで発生してしまうのか、少しだけ詳しく見ていきます。

まずは、脚の主要な関節である股関節とひざ関節そのものについて、ざっくりと構造を確認しておきます。

●人体最大の関節：股関節

胴体である「体幹」と、2本の足である「下肢」をつないでいる関節が股関節です。

左右の太ももの付け根にあり、**人体で最大の関節です。**

胴体側の腰の内部には「骨盤」があります。その両側に、ボールを押し当ててへこませたようなくぼみがあり、このくぼみの部分に太ももの骨「大腿骨《だいたいこつ》」の先端が収まる構造になってい

股関節のしくみ

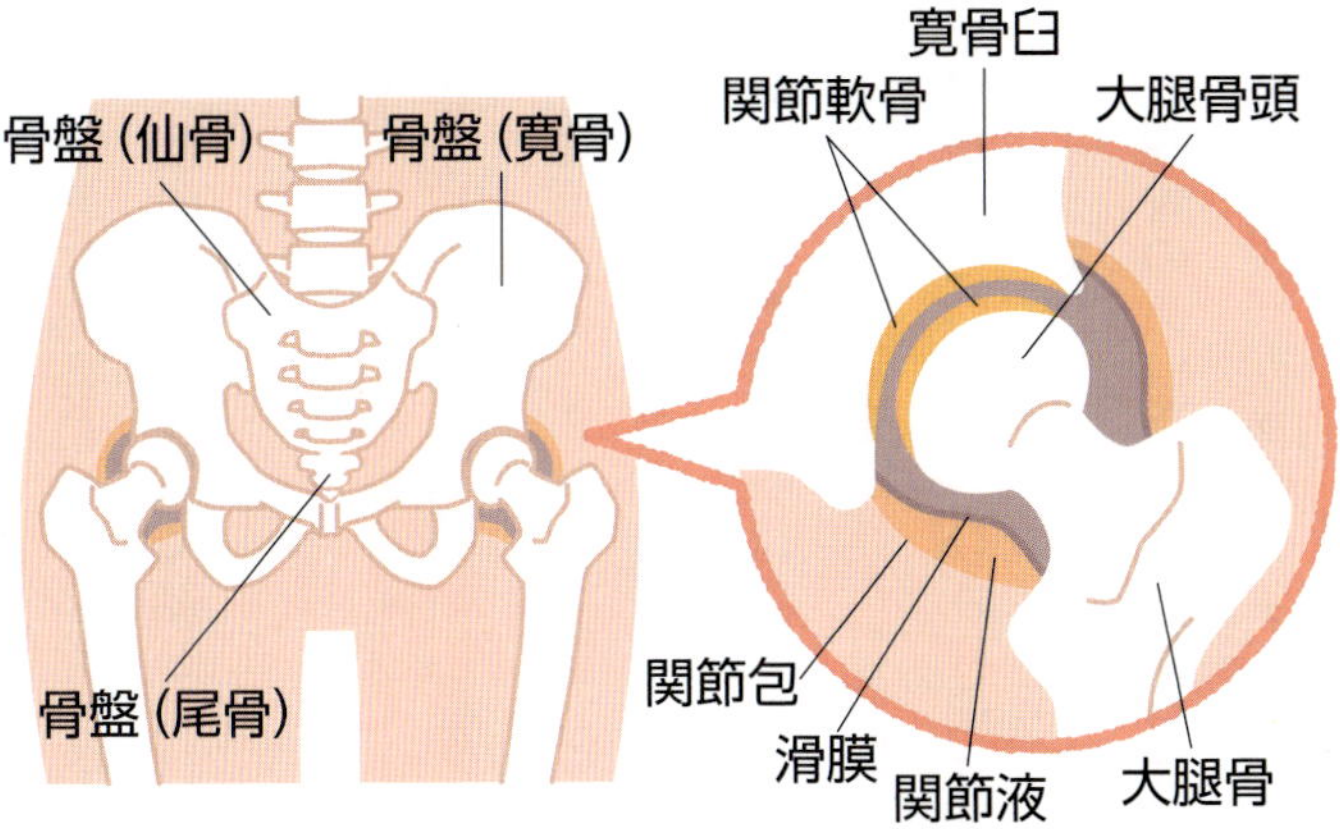

ます。

ちなみにこのくぼみの部分は、臼《うす》のような形をしているので「寛骨臼《かんこつきゅう》」と呼ばれます。

大腿骨の側を見ると、寛骨臼に収まる部分だけ、ボール状に飛び出しています。この部分が「大腿骨頭《だいたいこっとう》」で、丸くて滑らかな形のためグルグル自由に動けます。

骨盤の寛骨臼と、太ももの大腿骨頭の表面には関節軟骨がついており、骨の滑りをよくしたり、クッションの役割をしたりします。

この接合部分は、滑膜《かつまく》という膜や関節包《かんせつほう》という繊維状の組織で包み込まれて完全に密閉され、軟骨と軟骨のあいだの隙間はヌルヌルした液体「関節液」で満たされています。関節液が関節軟骨に栄養を与え、関節の運動を滑らかにし、軟骨を保護しているのです。

そして、さらに外側には、いくつもの筋肉や靭帯が股関節を囲むように配置されています。これらは大腿骨と骨盤を強く結びつけると同時に、股関節にかかる負荷をやわらげる働きをしています。

●脚の機能の多くを担う：ひざ関節

ひざ関節は、太ももの骨（大腿骨《だいたいこつ》）とすねの骨（脛骨《けいこつ》）、そして大腿骨の前面にあるお皿（膝蓋骨《しつがいこつ》）という3つの骨で構成されている関節です。

「ひざのお皿」こと膝蓋骨は、太もも前面の筋肉（大腿四頭筋《だいたいしとうきん》）と、すねの骨（脛骨）をつなぐ腱の間にあり、ひざを曲げたり伸ばしたりする際に、筋肉の収縮をすねの骨に伝える「滑車」の役割を果たしています。ひざの曲げ伸ばしは、脛骨の上を大腿骨が前後になめらかに「転がる」ことによって、はじめて可能になる動作です。

大腿骨と脛骨のあいだには、「半月板」と呼ばれる軟骨状の骨もあります。ひざ関節に加わる衝撃を吸収する役目があります。

また、ひざの関節でも関節軟骨は重要な役割を果たしています。関節の滑りをよくしたり、

ひざ関節のしくみ

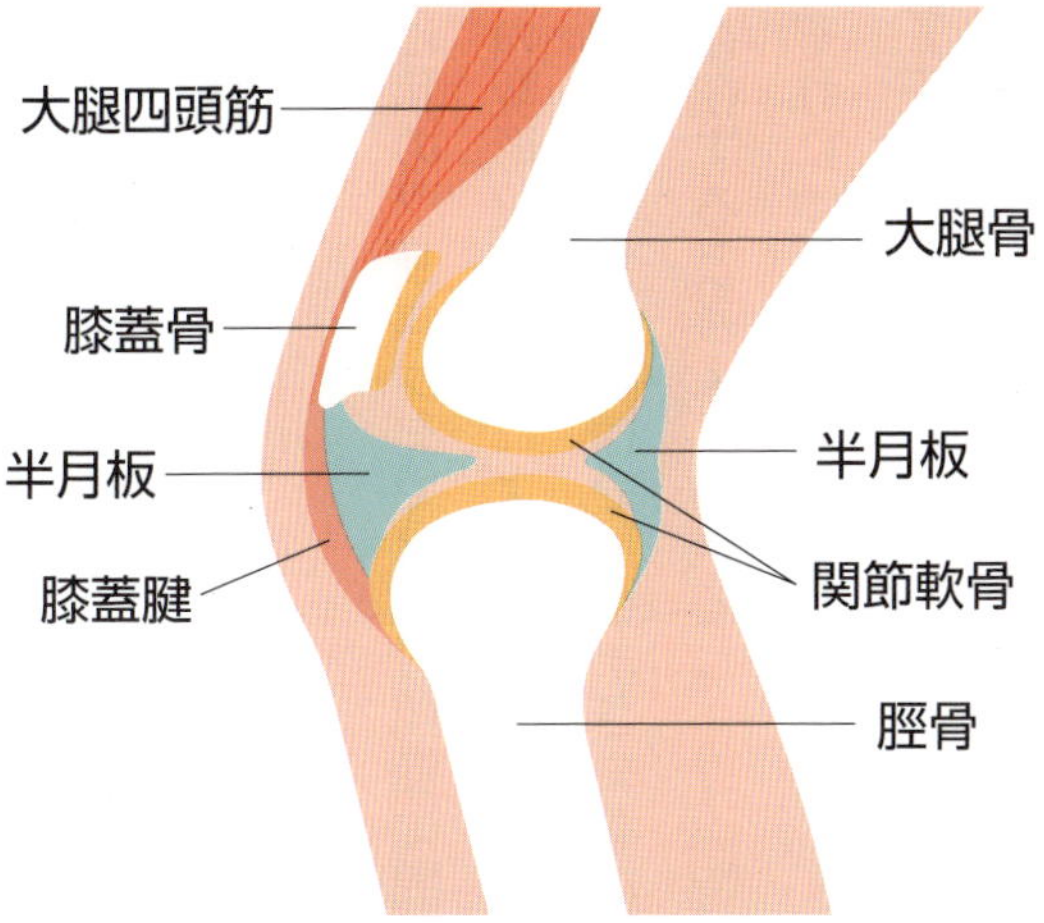

衝撃に対するクッション役として働いてくれています。

関節軟骨は加齢とともに徐々に消耗していきますが、筋力が衰えると軟骨の消耗を早めてしまい、痛みの原因になりかねません。

そのため**ひざまわりの筋肉を鍛えることで、ひざの動きを安定化させることが重要**です。

股関節もひざ関節も、これらの仕組みがうまく機能していれば痛みもなくスムーズに動きます。

しかしながら、加齢などの理由で一部が劣化してくると、病気や痛みなどの不具合が起こってしまう、というわけです。

諸不調の根源「変形性関節症」

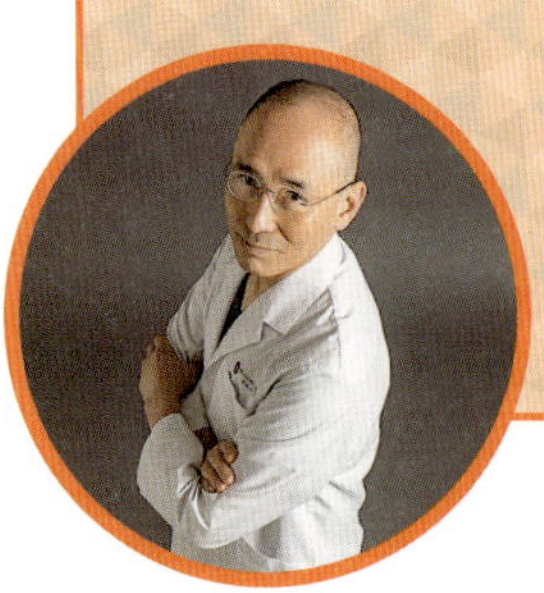

これら股関節やひざ関節に深刻な痛みを引き起こす最大の要因は、ズバリ、「変形性関節症」です。股関節に起これば「変形性股関節症」、ひざ関節に起これば「変形性ひざ関節症」となります。

実際に私のクリニックでは、股関節に問題を抱えて診察にいらっしゃる患者さんの9割以上は、この変形股関節症によって症状を生じています。

ひざ関節の場合も同様で、さまざまなひざの不調の背後には、多くのケースで変形性ひざ関節症が存在すると考えていいでしょう（特に患者さんが高齢の場合には）。

それぞれについて、少し詳しく解説しておきます。

●変形性股関節症

加齢や日常生活における負荷によって、大腿骨頭と臼蓋《きゅうがい》（寛骨臼《かんこつきゅう》）のあいだに位置する関節軟骨が次第にすり減っていき、強い痛みを生じ、そのうちに骨そのものが変形していく進行性の病気が変形性股関節症です。

関節軟骨がなくなってしまうと、骨同士が関節包のなかで直接ぶつかり合うため、ちょっと動かすだけでも痛みが生じます。結果、最終的には股関節を動かせなくなってしまいます。

初期段階では、長時間歩いたときや立ち仕事をしたとき、また、立ったり歩いたりする動作のし始め、運動をしたときなどに痛くなります。

病気が進行すると、関節軟骨がすり減って完全になくなってしまい、骨同士が接触して変形が始まります。

部分的に骨が空洞になって体液がたまる「骨嚢胞《こつのうほう》」などの症状も起きます。

こうなると、慢性的な激しい痛みが生じ、歩行や日常生活にも大きな支障をきたします。

最後には、骨の変形や激しい痛みによって完全に歩けなくなり、横になっているだけでも痛むようになります。

変形性股関節症は進行性の病気ですから、**痛みを我慢しながら生活していても、劇的に症状**

変形性股関節症の各段階

	原因	症状
初　期 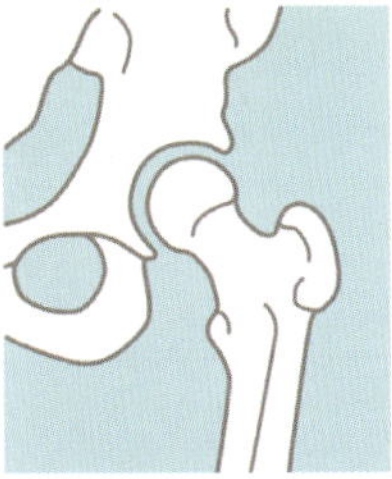	関節軟骨の表面が傷つき、少しずつ削られていく	「なんとなく股関節がだるい」「イスから立つときや歩き始めに股関節が痛い」など
進行期 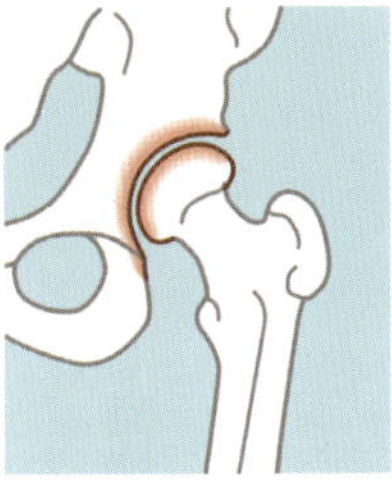	軟骨がさらに削られて部分的になくなり、骨同士がぶつかり合う	強い痛み。靴下をはく、足の爪を切る、あぐらをかく、和式トイレにまたがるなどの動作が困難になる
末　期 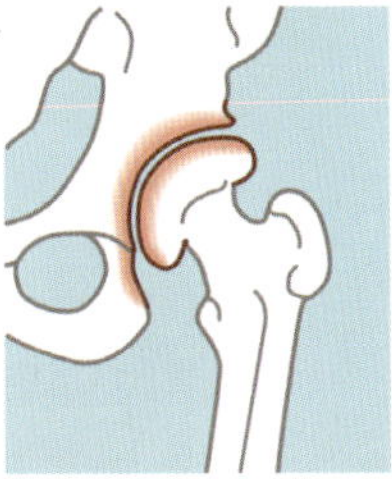	骨同士がぶつかり合って削られ、股関節が変形してしまう	立つ、歩くどころか、横になっているだけでもつらい

が改善することはありません。

股関節の痛みが断続的に発生するようになってしまったら、早い段階で股関節の専門家か整形外科医の診察を受けなければいけない「病気」だと考えて、早め早めに治療に取りかかるようにしてください。

そうすれば、症状がさらに悪化しないように、さまざまな予防策を取ることもできます。

●ひざ痛の原因「変形性ひざ関節症」

ひざの「変形性ひざ関節症」の場合には、進行段階の分け方が少し異なり、以下のようにグレード１～グレード４に分類されることが一般的です。

グレード１……ひざ関節の隙間が少し狭くなっている状態
グレード２……ひざ関節の隙間が狭くなっている状態
グレード３……ひざ関節の隙間が半分以上狭くなっている状態
グレード４……ひざ関節の隙間がほぼなくなってしまっている状態

変形性ひざ関節症

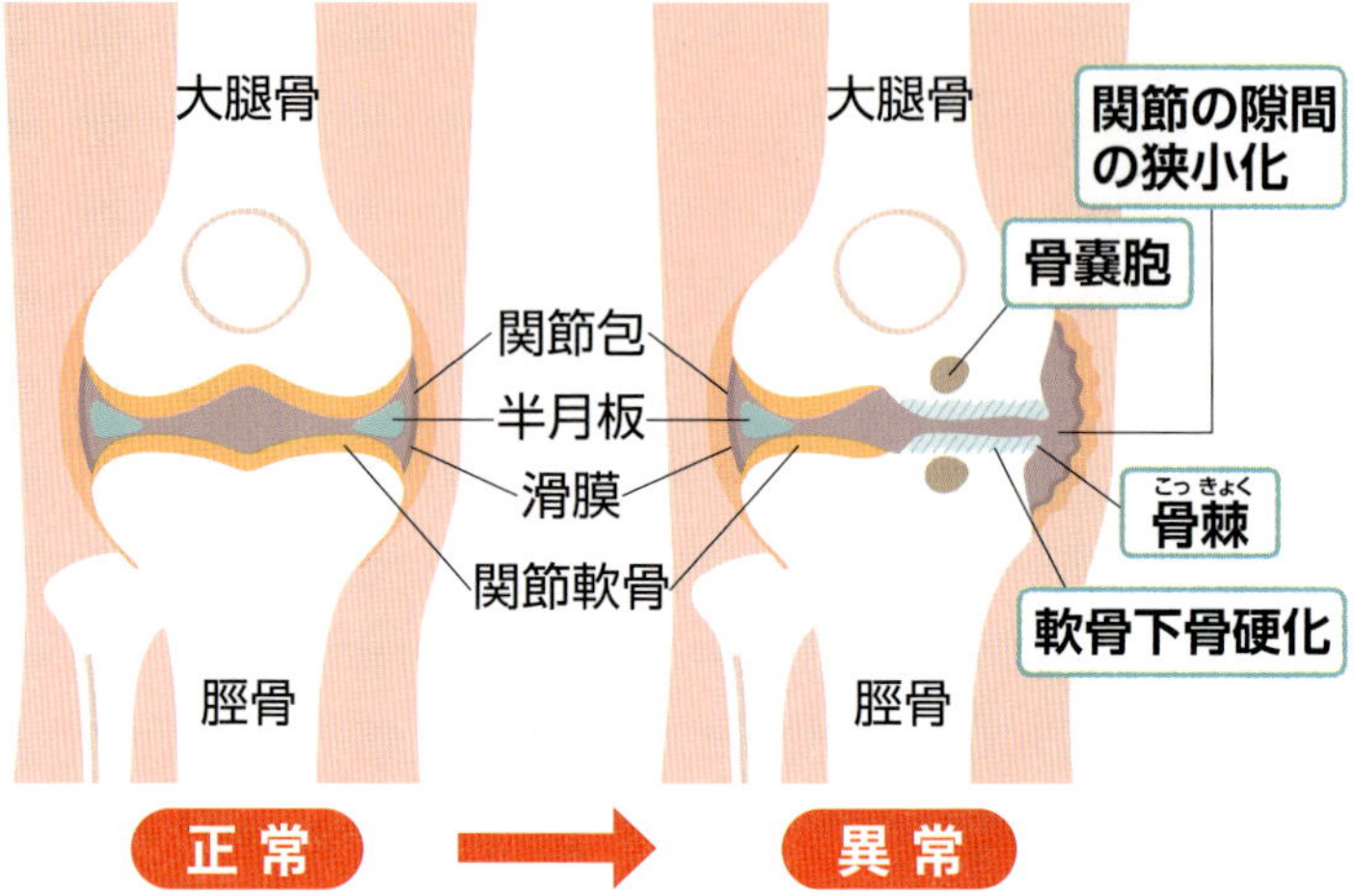

参考：「日本整形外科学会」HP

初期段階であるグレード1の状態では、立ち上がるときにちょっとした違和感や痛みを覚える程度です。

しかし進行期であるグレード2や3になると、正座ができなくなったり、階段の上り下りでひざに痛みが出たり、ひざに水がたまったりするようになります。

末期のグレード4にもなると、O脚が進行して、ひざが伸ばせなくなることがあります。

重症になれば歩行困難となりますが、意外にも変形性ひざ関節症では無症状の場合もあります。

股関節の場合と同様、ひざの関節軟骨も加齢や日常生活での負荷によって次第に劣化していきます。
そうなると、負荷がかかったときに痛みを感じるようになります。重症になると何もしていなくても痛むようになるのは、変形性股関節症の場合と同じです。

なお、中高年以降のひざ関節の不調の多くは、多かれ少なかれ変形性ひざ関節症と関係があることがほとんどですが、患者さんがそれほど高齢ではない場合には、半月板や靭帯の損傷のケースもそれなりに多く存在します。

ある意味で軟骨の一種と捉えてもよい半月板は、関節軟骨と同様、摩耗したり、傷んだりすることがあります。

骨にくっついている軟骨とは違い、独立して存在しているので、衝撃を受けたときには大きく損傷することもあります。

傷めるきっかけのほとんどは、激しい転倒やスポーツで、それによって半月板を損傷してしまい、ひざ関節に痛みや不具合を生じるというケースがよく見受けられます。

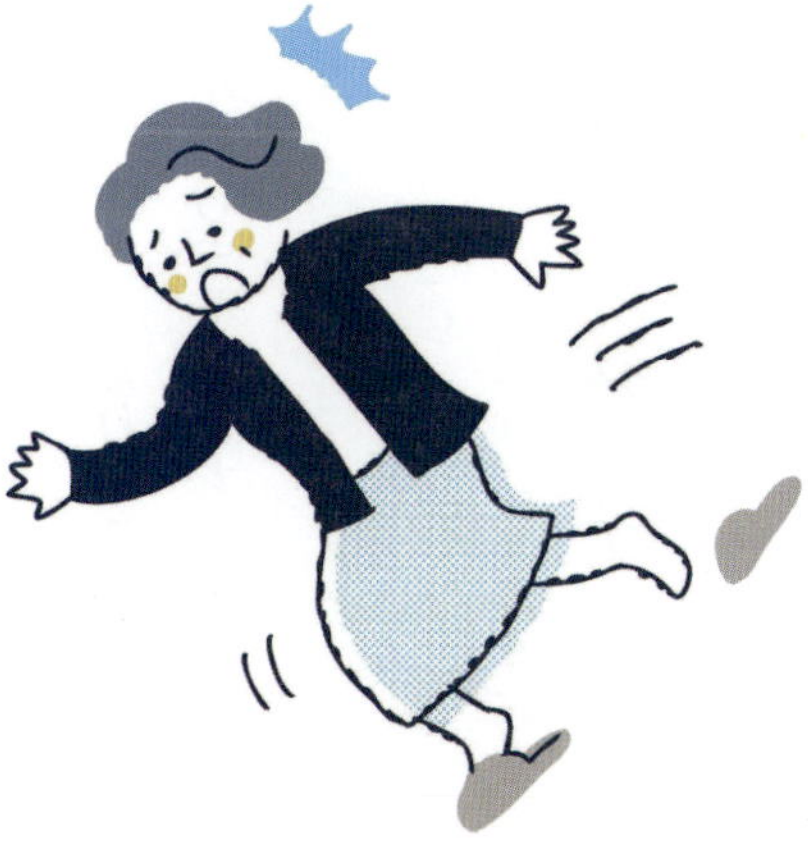

同様に、太ももの骨とすねの骨をつなぎ、力を伝えたり関節を安定化したりする役割を持っている前十字靭帯や後十字靭帯が、転倒やスポーツの衝撃で傷んでしまうこともあります。

この場合にも、痛みやひざ関節の不安定化などの不具合が生じます。

よく動き、体幹部から外に突出した箇所に位置するひざ関節では、このほかにもさまざまな病気やケガの形がありえるため、**ひざ関節の不具合の原因は、股関節よりは多様である**と言えます。

前述したように、関節軟骨がすり減っていても痛くない、つまり無症状な人もいますから、中高年以上の読者であれば、一度は1章で紹介した簡単なセルフ触診をしてみることをお勧めします。

当てはまる項目が多ければ、無症状であってもひざ関節に異常がある可能性があります。

変形性関節症の原因はいろいろある

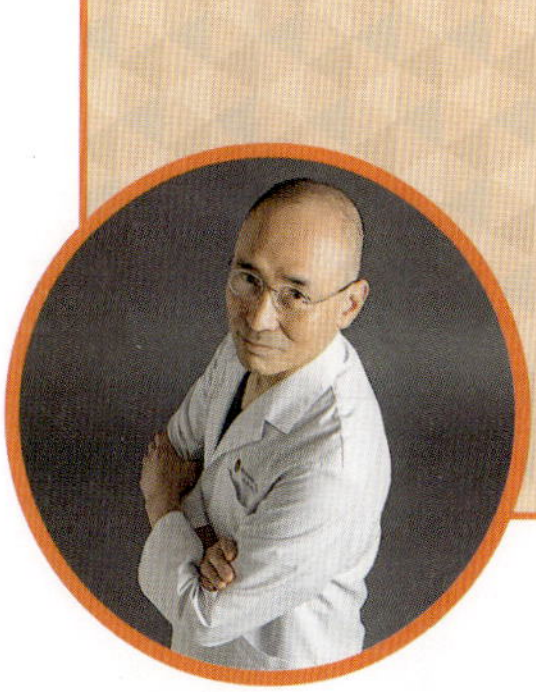

変形性関節症を発症してしまう原因はどこにあるのでしょうか？　さまざまな要素が複合的にからまっていますから、これだ！　と単純に言うことはできないのですが、主な原因について簡単に触れておきましょう。

●日常生活でかかる関節への負荷が、関節軟骨を消耗させる

すでに何度か述べているように、**変形性関節症の最大の原因は関節軟骨の劣化**です。関節内でのクッション役をしている軟骨が、年を取るとともに次第にすり減ったり、傷ついたりして、本来の機能を失ってしまいます。

軟骨組織は基本的に消耗品であるため、一度傷ついた軟骨が大きく修復される、ということもありません。

	ひざ	股関節
歩いているとき	体重の2～3倍	体重の3～4. 5倍
ジョギングしているとき	体重の3～4倍	体重の4～5倍
階段の上り下り	体重の4.3～4.9倍	体重の6.2～8.7倍

さらに原因を突き詰めて、そうした軟骨の劣化はなぜ起こるのかを考えると、もちろん年を取ることそれ自体がひとつの原因となっていることは間違いありません。

何十年も使い続けたことで、だんだんと劣化してしまうわけです。

加えて、日常生活でこれらの関節軟骨に大きな負荷がかかっていることも、加齢とともに軟骨組織が劣化してしまう要因になっています。

上の表はひざ関節と股関節に、歩行時や軽く走っているとき、階段の上り下りのときなどに、どれくらいの力がかかっているかを示したものですが、体重の何倍もの負荷がかかっていることに驚くのではないでしょうか？

日常的に大きな負荷がかかっているため、ひざや股関節の軟骨組織は次第に消耗し、それによって変形性関節症につながっていく、というわけです。

なお、激しいスポーツをする場合にはさらに大きな負荷がかかります。

若いうちの損傷であっても、軟骨組織は基本的に大きく回復はしないことを考えると、ひざの軟骨を保持するという観点からは、激しいスポーツはあまりしないほうがよい、と言うことができます。

また、体重の何倍という形で負荷が増えていくのですから、**太りすぎている肥満の方はその分、関節を傷めやすい**ことを認識しましょう。

●日本人女性は特に注意！

遺伝的な要因もあります。

日本人の女性では、遺伝的要因によって骨盤の臼蓋《きゅうがい》の部分のくぼみが浅い**「臼蓋形成不全」の方が多い**のですが、これは股関節にかかる負荷を受け止める「かかり」の部分が小さいことを意味するため、それにより股関節の狭い箇所に負荷が集中し、年を取ったときに変形性股関節症を発症してしまうケースが多いのです。

若い頃には痛みや違和感がなくても、40~50代くらいから変形性股関節症になるリスクが高くなります。

同じく、遺伝的な要因から**日本人女性にはいわゆる「O脚」の方が多い**ため（欧米人は逆にX脚が多い）、ひざの内側の軟骨を傷めやすく、それにより変形性ひざ関節症を発症してしまうことがよくあります。

●女性特有のリスクはほかにも……

このほかにも、女性には変形性関節症になりやすい要素がありますから注意が必要です。

ひとつは**妊娠・出産**で、妊娠期間中は体重の増加が避けられません。どうしてもひざや股関節に普段より大きな負荷がかかってしまいますから、それだけで変形性関節症の発症リスクが高まります。

特に高齢出産の場合、すでに脚の関節の軟骨が変形し始めていることも十分考えられます。妊娠による体重増加によって、軟骨の劣化を早めてしまうことが危惧されますから、妊娠中はできるだけ太りすぎないように、また脚の関節に過剰な負荷をかけないように、注意して生活することが求められます。

さらに、**閉経前後のホルモンバランスの変化**も大きく影響しています。

女性ホルモンの一種「エストロゲン」は、閉経によって体内での分泌量が減少してしまいます。このエストロゲンには骨や軟骨、筋肉を健康に保つ働きがあるため、その減少によって変形性ひざ関節症になりやすくなってしまいます。

骨粗しょう症にも気をつける必要があります。

これも女性ホルモンの減少に関係する病気であり、女性は男性よりも、高齢になったときにどうしても骨粗しょう症になりやすいことが知られています。

骨の強度が低下するのですから、変形性関節症での骨の変形リスクも当然高くなります。

検査などで骨密度が低いとわかったら、そのままにせずに予防策としての運動をしたり、カルシウム、ビタミンD、ビタミンKなど骨の形成に役立つ栄養素を積極的に摂るようにし、必要があれば投薬治療なども検討しましょう。

現在は有効な薬がありますから、それらを服用するのも場合によってはお勧めです。

歩けない、動けないことで発生する病気・不調のスパイラル

変形性関節症のほかにも、歩けない状態になることでさまざまな不具合や病気・不調が生じる可能性があります。それらについても簡単に解説しておきます。

●サルコペニアとフレイル

加齢によって体のさまざまなところが衰え、心身の状態が低下することは避けられません。なかでも特徴的な、加齢によって陥りやすい状態が次の2つです。

サルコペニア……加齢等により筋肉量が減少し、筋力がいちじるしく低下した状態のこと。転びやすくなって、寝たきりになる危険性が高まる

フレイル…………心身の活力が低下し、家事や入浴・排泄といった日常生活も自分の力だけではできなくなり、心身ともに脆弱《ぜいじゃく》になった状態のこと

私たちの筋肉量は、40歳以降は年に0・5％ずつ減少し、80歳頃になると40歳より前の状態の60～70％程度にまで筋肉量が低下すると言われています。

とくに筋肉の減少が顕著な状態がサルコペニアで、それによる精神的ダメージも大きい状態がフレイルと考えるといいでしょう。

サルコペニアはフレイルの原因の1つでもあり、フレイルから要介護状態に入ってしまう人も多くいます。

筋力が低下することで明らかに歩行能力も落ちますし、歩けなくなるとますます筋肉も落ちていきますから、まさに負のスパイラルです。

●痛みが痛みを呼ぶ「慢性痛サイクル」

すり傷や切り傷、打撲《だぼく》やねん挫などとは違い、変形性ひざ関節症や変形性股関節症による痛みは長く持続するのが特徴です。

そのため、ひざや股関節の痛みを抱えていると、なるべく動かないようにじっとしたり、横になったりするなど、関節周辺の筋肉を動かさないようにしがちです。

その状態が長くなると、関節は徐々に硬くなり、可動域が狭くなっていきます。動かさなくなるのですから当然、関節周辺の筋肉も少しずつ細くなっていき、筋力が衰えてしまいます。

これは股関節やひざ関節に限ったことではありません。**関節はいったん硬くなってしまうと、再びその可動域を広げ、スムーズに動く状態に戻すために痛みを伴うリハビリが必要となります。**すでに痛かった股関節やひざ関節がさらに痛むわけですから、多くの方はあまり熱心には関節機能の回復に取り組みません。

痛みを避けるためにさらに動かさなくなり、関節がさらに硬くなり、筋力もさらに落ちていく……この負のループが「**慢性痛サイクル**」と呼ばれるものです。

このような状態に陥ると、痛みがだんだんと大きくなってしまいます。

そうなることを予防するためにも、本書で紹介するグッド体操やヒップニーダンスなどにより、日頃から体を動かしておくことが大切なのです。

●体の不調は心の不調にもつながる

関節の慢性痛は、患者さんに持続的で多大な心理的ストレスを与えます。

それは実に強烈なストレスで、ある研究によれば、**慢性痛を抱える患者さん全体の16％から最大79％の人に、多かれ少なかれ抑うつ傾向やうつ病の傾向がある**そうです。

「抑うつ」とは、ふさぎ込んでしまって物事に対する興味がなくなり、食欲の減退や軽度の自《じ》殺念慮《さつねんりょ》（死にたい気持ち）などを感じる状態です。

重度の関節痛に悩む患者さんがこのような状態になりやすいことは、実際に多数の患者さんに接している私にも実感があります。

さらに、関節の慢性痛を抱えた患者さんが陥りがちなこれらの精神的・心理的状態によって、患者さん自身が感じる痛みが増大しているケースがあることも、近年では指摘されています。

慢性痛の患者さん全員がこのケースに当てはまるわけではありませんが、「そういうこともありうる」と知っておくことで、自分がそのような状態に陥るのを避けることができるでしょう。

関節は鍛えられない。周辺の筋肉を鍛えよう！

ここまで見てきたように、関節の病気や不具合は生活に大きな影響を与えます。当然、予防や状態の維持に努めたいのですが、筋肉と異なり関節は鍛えることができません。鍛えるというよりも、「守りながら大事に使う」と考えるようにしてください。関節軟骨の組織は一度傷ついてしまうと大きく再生することはありません。関節は消耗品なのです。

では、どうやって病気や不具合の予防をするかと言うと、**関節周辺の筋肉を鍛えることで関節を安定させ、関節を衝撃などから守ってあげることで、状態の維持ができます。**すでに発生している関節の痛みを減らすこともできるのです。

筋肉をどのように鍛えればいいかは、次章からの「実践編」でくわしく紹介していきますので、ぜひみなさんも挑戦してください。

とにかく「体を動かす」ことが目的ですから、がんばらなくていいのです。毎日やらないといけない義務のように考えてしまうと、楽しく取り組めません。ジムなどに通わなくても、まずは気軽にできる体操やダンスを、気が向いたときにやってみることです。

4章で紹介する「グッド体操」などは、テレビを見ながら、また音楽を流しながら気ままに行える「ながら体操」でもあります。**やりたいときに楽しくやる。これこそが、運動の習慣を長続きさせる秘訣**です。

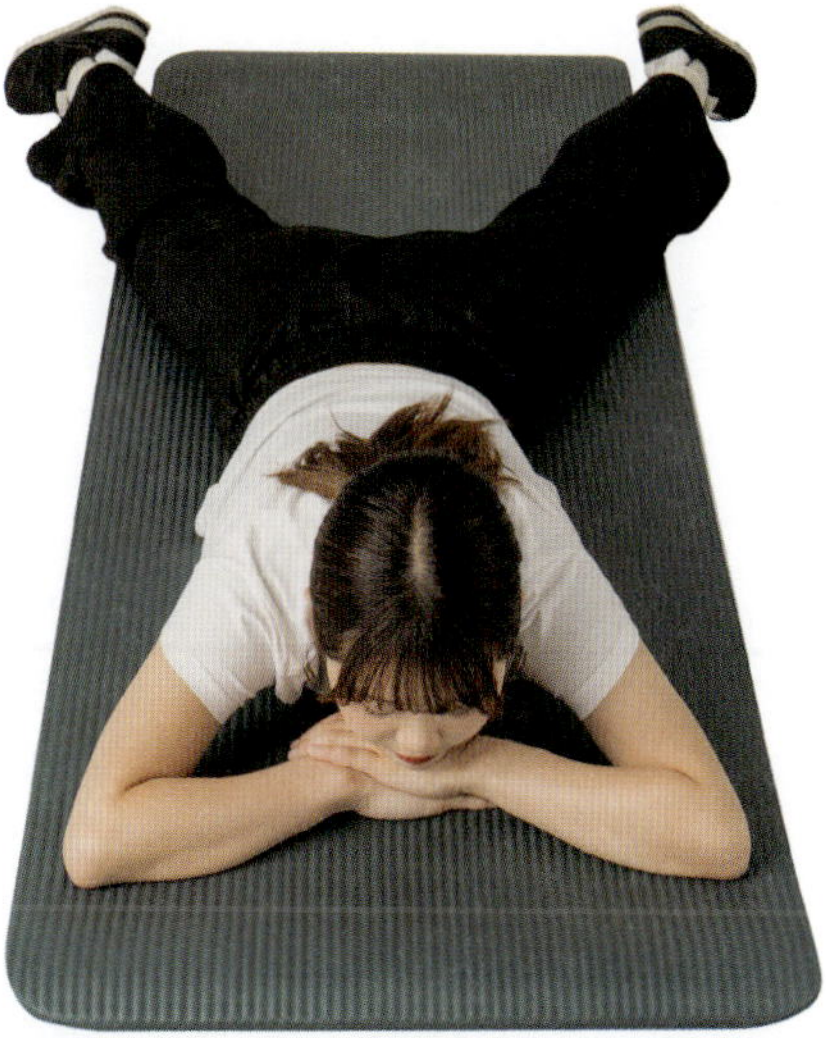

【実践編】

第3章

「ヒップニーダンス」で楽しく体を動かそう！

運動習慣が健康にいいことは明らかな事実！

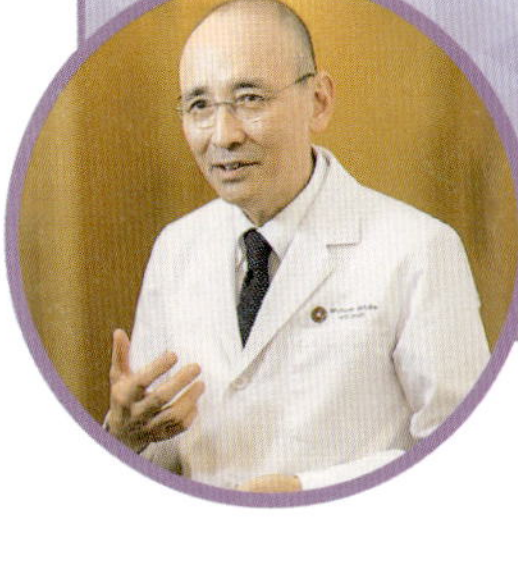

習慣としてランニングをする人の死亡率は、ランニングをしない人に比べて30％低いことが報告されています。

しかも1日に5～10分間、時速6㎞程度でゆっくりと走るだけでも、まったく走らない人に比べて死亡率が低下します。

みなさんもよくご存知のように、**適度な運動に健康状態を維持する効果がある**ことは、さまざまな研究で明らかになっている確かな事実なのです。

しかし股関節やひざ関節に痛みがある人では、ランニングやウォーキングをすることが難しい場合が少なくありません。

そこで、プロダンサーの恒木真優さんと一緒に、股関節やひざ関節の具合が悪い方でも気軽に行える「ヒップニーダンス」をつくりました。

できれば立った状態で挑戦してもらいたいダンスですが、上半身を大きく動かすので、立って行うのが困難な方は座った状態で行ってください。それでも十分な運動強度を得られます。

汗をかくくらい運動強度がある運動であれば、週に1回行うだけでも、心筋梗塞《しんきんこうそく》などの心臓血管疾患による死亡リスクが下がる、という調査結果もあります。

「ヒップニーダンス」は、まさにそのくらいの運動強度なので、まずは週に1回踊ってみるところから始めてください。

慣れてきたら「今日は腕の動き、明日は脚の動き」というようにダンスの要素を分解して、少しずつ毎日行うようにしても効果的だと思います。

運動強度の話

私たちは運動することによってエネルギーを消費します。

このとき、さまざまな運動を「メッツ」という数値で比べることが可能です。

厚生労働省が運営する「e-ヘルスネット」によると、メッツとは運動の強さ（運動強度）の単位で、テレビを座って見る、車に乗るなどの安静時を1メッツとし、さまざまな動きや運動がその何倍のエネルギーを消費するかによって、それぞれの活動の強度を示したもの、とのことです。

運動強度は、厳密には体重1kgあたりで運動時に体に取り込まれる酸素の量で測定されますが、酸素の量では一般の方にはわかりづらいため、この「メッツ」という単位が使われるようになりました。いくつか例を挙げると、左の表のようになります。

音楽に合わせて踊るような運動を行う「エアロビクス」は6・5メッツです。

1980年代に一大ブームとなり、今でもジムなどでは教室が多数開かれています。

そのほかのダンスでは、バレエ、モダンダンス、ツイスト、ジャズダンス、タップダンスなどが4・8メッツとのこと。

家庭内で行う軽・中等度の体操は3・5メッツなので、ほとんどの種類のダンスは、比較的に運動強度が高い運動だと言えるでしょう。特にエアロビクスはなかなか激しい運動です。

ただ、これらのダンスはいずれも、リズムに合わせて体のいろいろなところを動かすために、楽しみながら全身の筋肉を鍛えられるメリットがあります。**筋トレで淡々と義務のように体を**

	活動内容
2メッツ	料理、洗濯、着替え、洗面、シャワー、家のなかを歩く　など
3メッツ	掃除機をかける、洗車する、子どもと遊ぶ、ウォーキング、軽い筋トレ　など
4メッツ	自転車通勤、階段をゆっくり上る、やや速い歩行、ゴルフ（ラウンド）、ラジオ体操第1　など
5メッツ	野球、ソフトボール　など
6メッツ	ゆっくりしたジョギング（10分以下）　など
7メッツ	ジョギング、サッカー、テニス　など
8メッツ	重い荷物を運搬する、ランニング、クロールで泳ぐ、サイクリング　など
10メッツ	平泳ぎ、柔道や空手などの武道

（厚生労働省「健康づくりのための運動指針2006」参照）
https://www.mhlw.go.jp/shingi/2006/11/s1109-5g.html

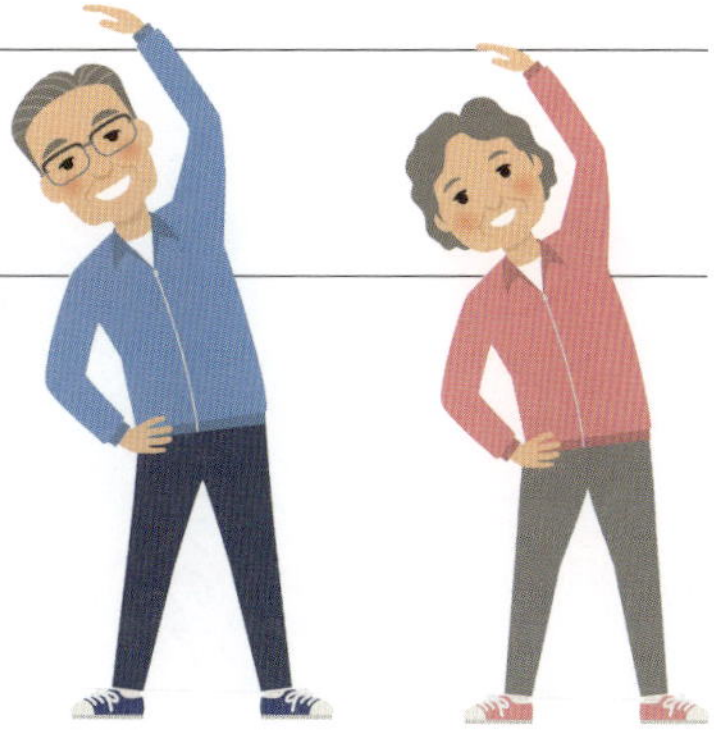

動かすよりも、音楽に合わせて動くのは楽しいものです。

ダンスでは筋力向上はもちろん、持久力や心肺機能の向上効果も期待できます。加えて「ヒップニーダンス」では、体のさまざまところを動かしますから、関節の可動域が広がり、全身の柔軟性を改善させることもできるでしょう。

私のクリニックでも、２０２２年から月に二度、専門家の方々を招いてスタッフ全員参加のティラピスやボクササイズを行っています。その際にはリズムに乗りながら行うほうが動きやすいため、必ず音楽を流すようにしています。

「音楽に合わせて体を動かす」ことの効能を実感したことが、今回のヒップニーダンスのアイデアにつながりました。

「ヒップニーダンス」で全身を楽しく動かそう

ヒップニーダンスは手の動きが華やかで、一見むずかしく思えますが、基本的には5～6種類の要素の繰り返しであるため慣れれば簡単です。

全体では約2分間のダンスで、第1と第2があります。両方踊ると、週1回の運動にちょうどよい運動強度になります（片方だけでも、それなりに効果があります）。

きれいに踊ろうと思わなくて大丈夫。

最初は振りが覚えられず、多少ぎくしゃくしても、それも含めて楽しみながら踊ってみてください。

なお股関節やひざ関節がすでに悪くなっている場合には、ダンスの途中にあるジャンプはしないほうがいいでしょう。

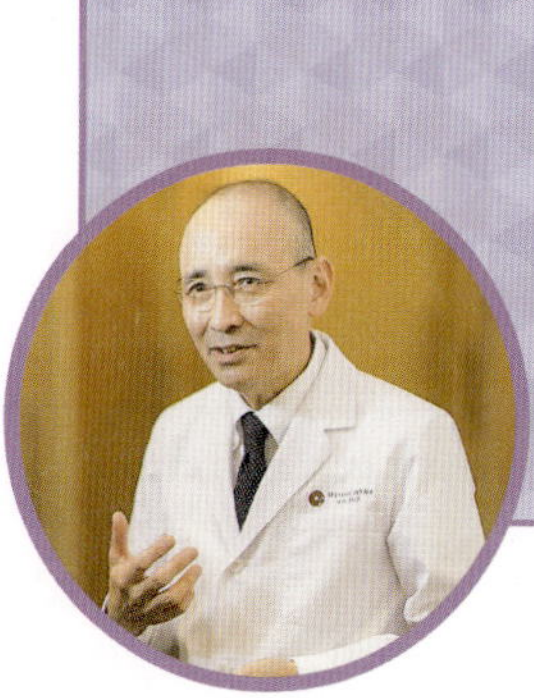

また、とくに痛みが強い場合には、イスに座って行ってもＯＫです。

ヒップニーダンスは上半身もよく動かします。そのため、心肺機能を含めた全身機能を高めてくれます。私自身、このダンスを踊ると心拍数が１２０くらいまで上がり、全身がポカポカするように感じます。

普段使っていない肩やひじを動かすので、そのあたりが張った感じになり、心地のよい疲労を感じられるでしょう。

義務や訓練として考えず、気軽に、楽しみながら踊るのが長く続けるためのコツです。

※ヒップニーダンスをプロダンサーの恒木真優さんが踊って、解説までしてくれる動画をＹｏｕＴｕｂｅ上に公開しています。以下のＱＲコードから、あるいは検索サイトで**「ヒップニーダンス」**で検索して、自由にご視聴ください。

動画はこちら

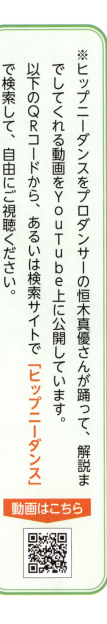

1 体側伸ばし

まずはウォーミングアップ。腕を上にあげて左右に軽くストレッチして、体側を伸ばします。

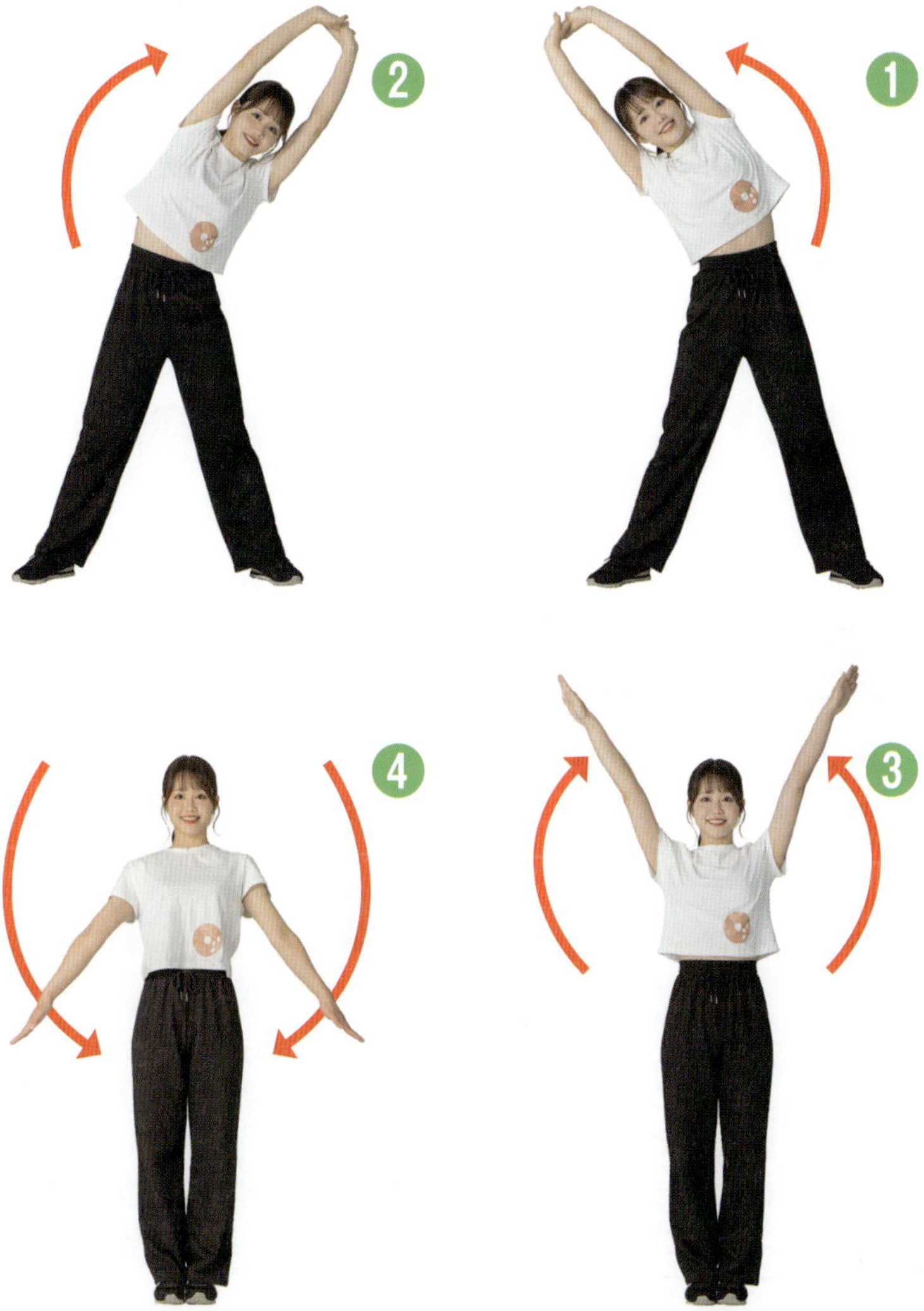

2 上パンチ＋キック

上パンチは肩に効果があります。特にパンチを真上に打つ動作は、肩の関節をほぐし、やわらかくする効果が期待できます。

腕を伸ばしてしっかり上まであげることが大切で、上腕二頭筋や広背筋、僧帽筋や大胸筋を使うこともできます。またひじを曲げたり伸ばしたりすることで、上腕二頭筋と上腕三頭筋も使います。

中高年以上の四十肩、五十肩で腕が上がらなくなっている人は無理をせず、上げられるところまででいいでしょう。左右を2回ずつ行います。

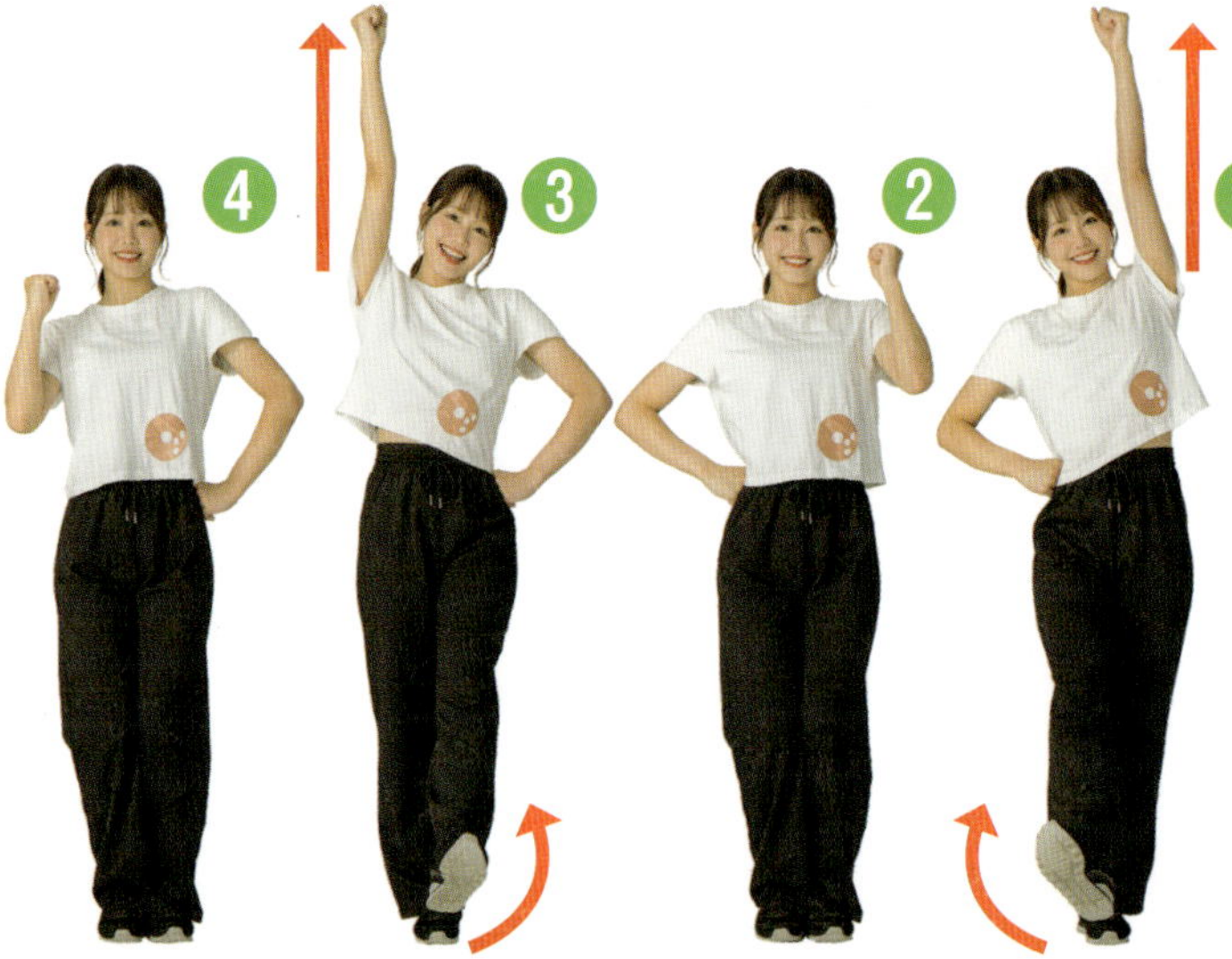

脚の動きについては、「股関節やひざにあまり負担のかからない動き」ということで、最小限の動き（キック）で、リズミカルに股関節前とひざの筋肉を使うようになっています。
ひざが痛くてできそうにない場合には、動かせる範囲で行うだけでもかまいませんし、座って行うのでもOK。股関節とひざ関節に負担をかけすぎないように動くことが大切です。

3 腕を上げて左右に振る +くるくる回す

肩とひじに効果がある動きです。

動画では、恒木さんは笑顔でなんでもないように動いていますが、最初のうちはむずかしく、ぎこちない動きになってしまう方が多いと思います。私もそうでしたが、何回か繰り返すうちに、自然に手を振れるようになっていきます。

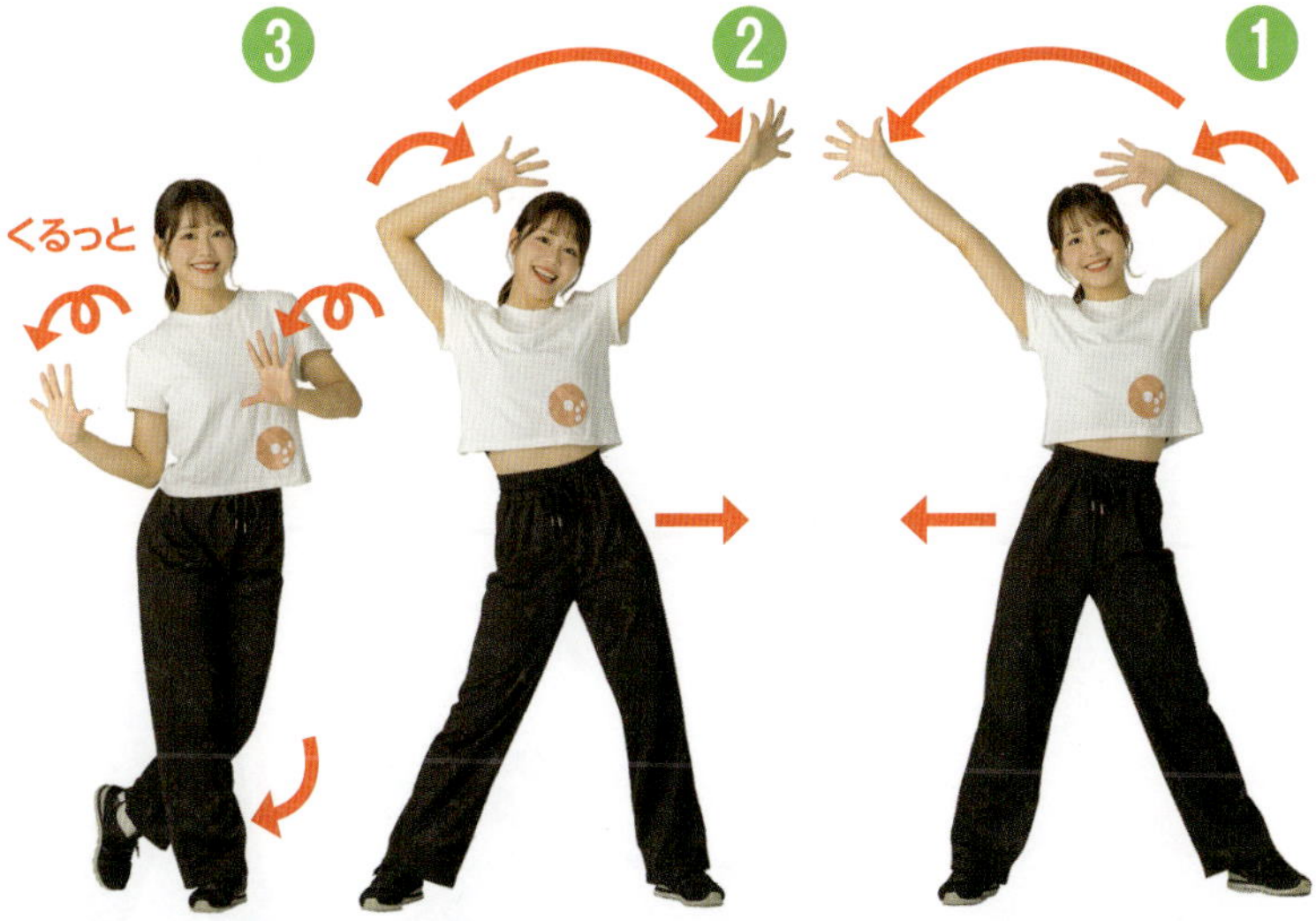

ヒップニーダンスのどの動きもそうですが、繰り返し踊っているうちにだんだんと動けるようになっていきます。その過程も楽しさの一環です。手を振りながら腰を動かすことで、脚の外側の筋肉のストレッチになり、股関節もやわらかくなっていきます。普段はこうした動きをしませんから、ダンスに取り入れてみました。

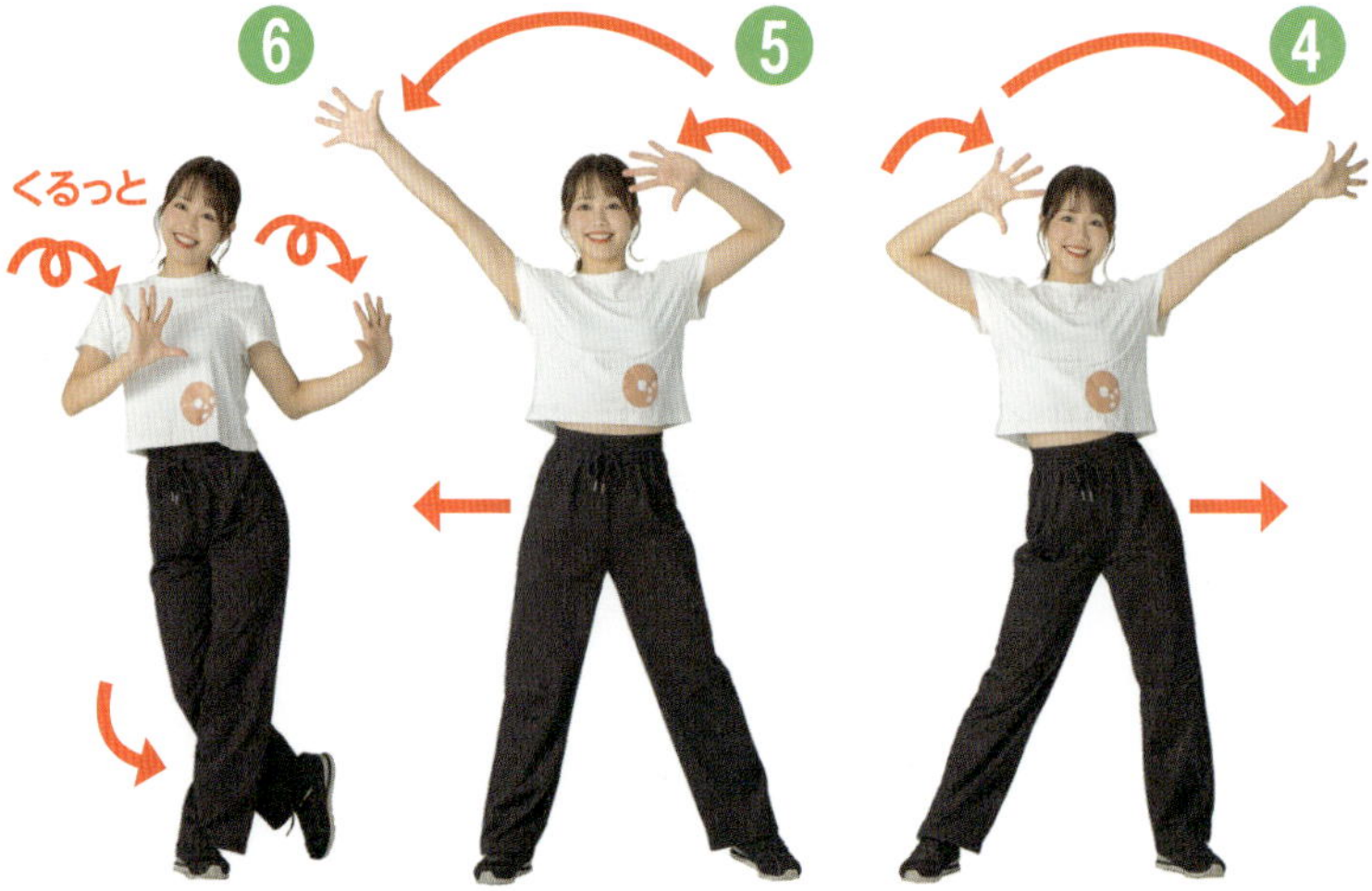

区切りとして、伸ばした人差し指を下から上に、上から下に往復させる動きが入ります。
このときも、肩から背中にかけての筋肉をストレッチする効果があります。

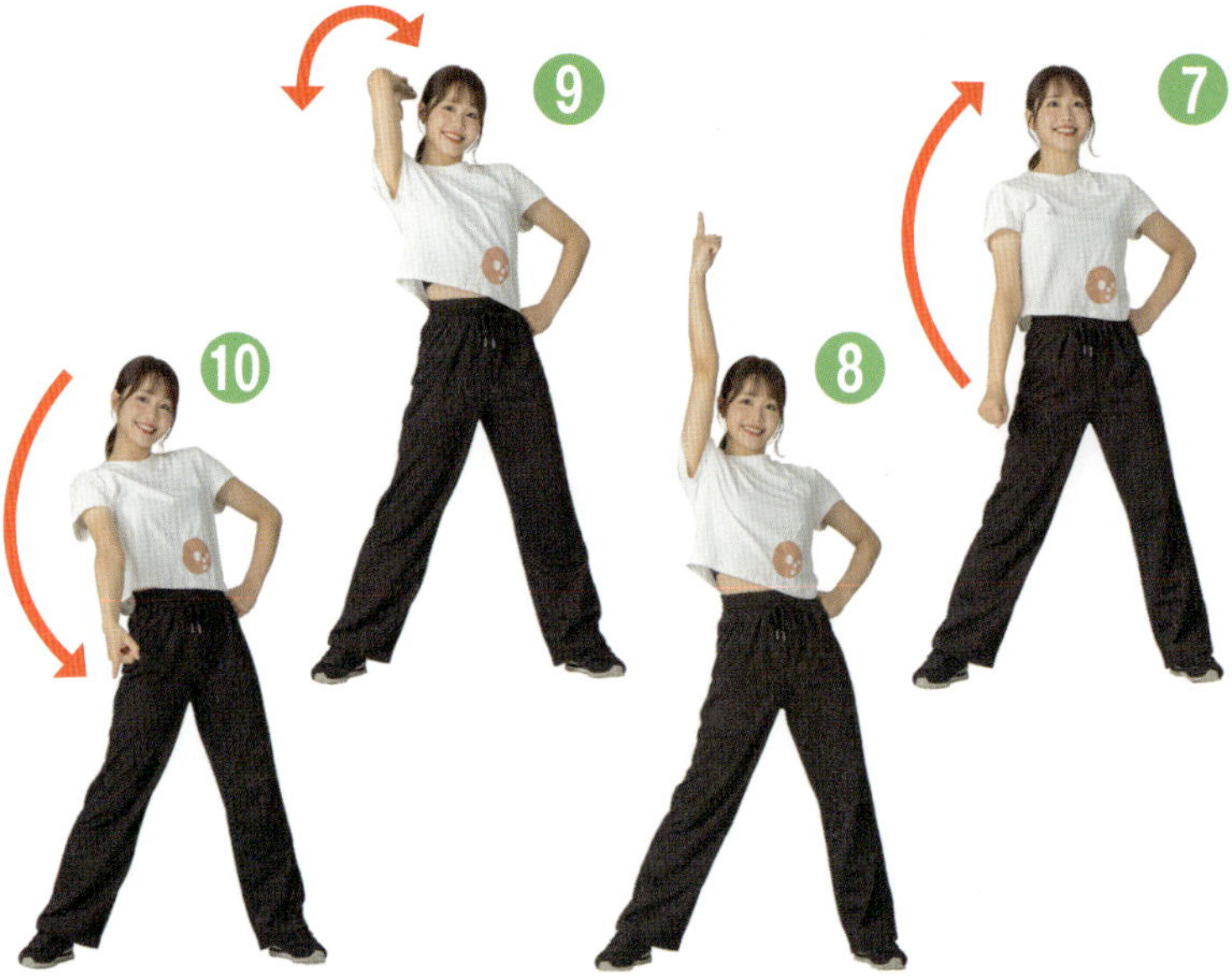

4 首を上下左右に動かす＋足踏みしながら手をクルクルパッパ

手のひらを口に添えて「おーい」と呼びかけるように、右から左へ、左から右へ首を動かしていきます。

この動きには、首の頸椎《けいつい》をやわらかくする効果を期待できます。

右、上、左と首を動かすことで、コリの出やすい首から肩にかけての部位をほぐすこともできます。

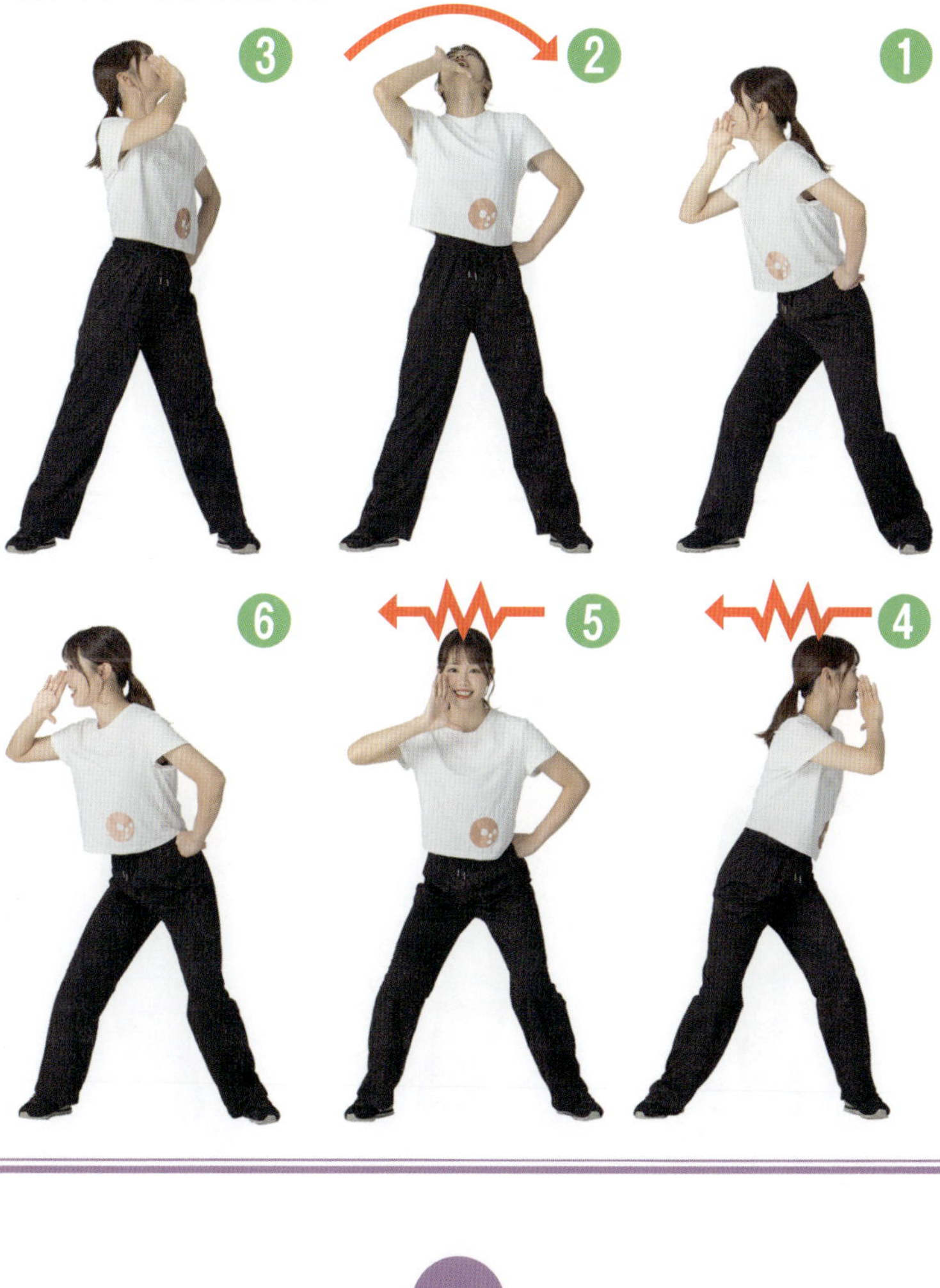

その後、手をクルクルと内回しし、その後に外に手のひらをパッパと振りながら下ろします。

肩を回し、ひじも動かすのですが、このパートも慣れないうちはクルクルさせる速度が遅かったり、肩がスムーズに上に行かなかったりなど、さまになるまでに多少時間がかかるでしょう。

この動作でも、首から肩にかけての部位をほぐせます。

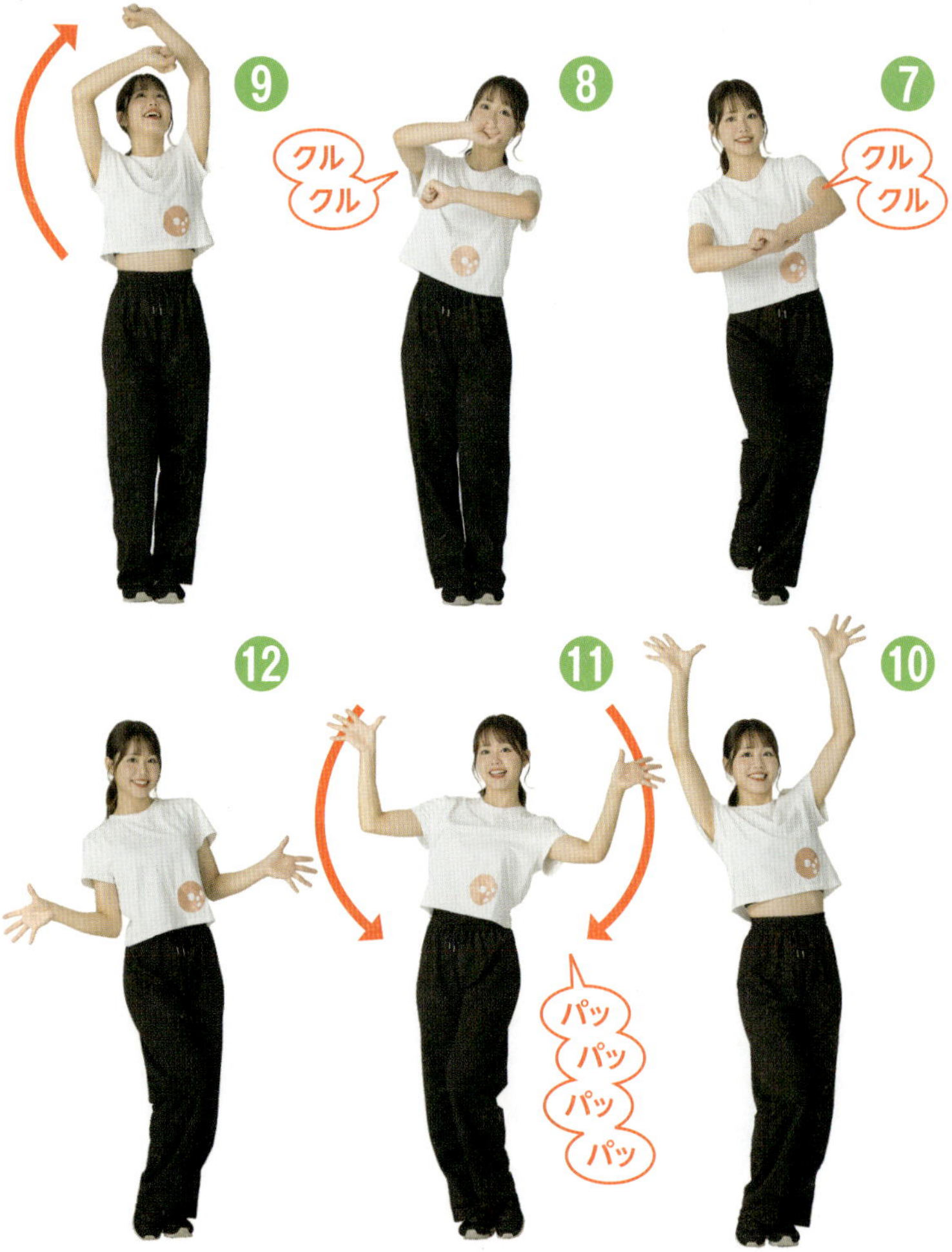

左右を変えてもう一度行います。

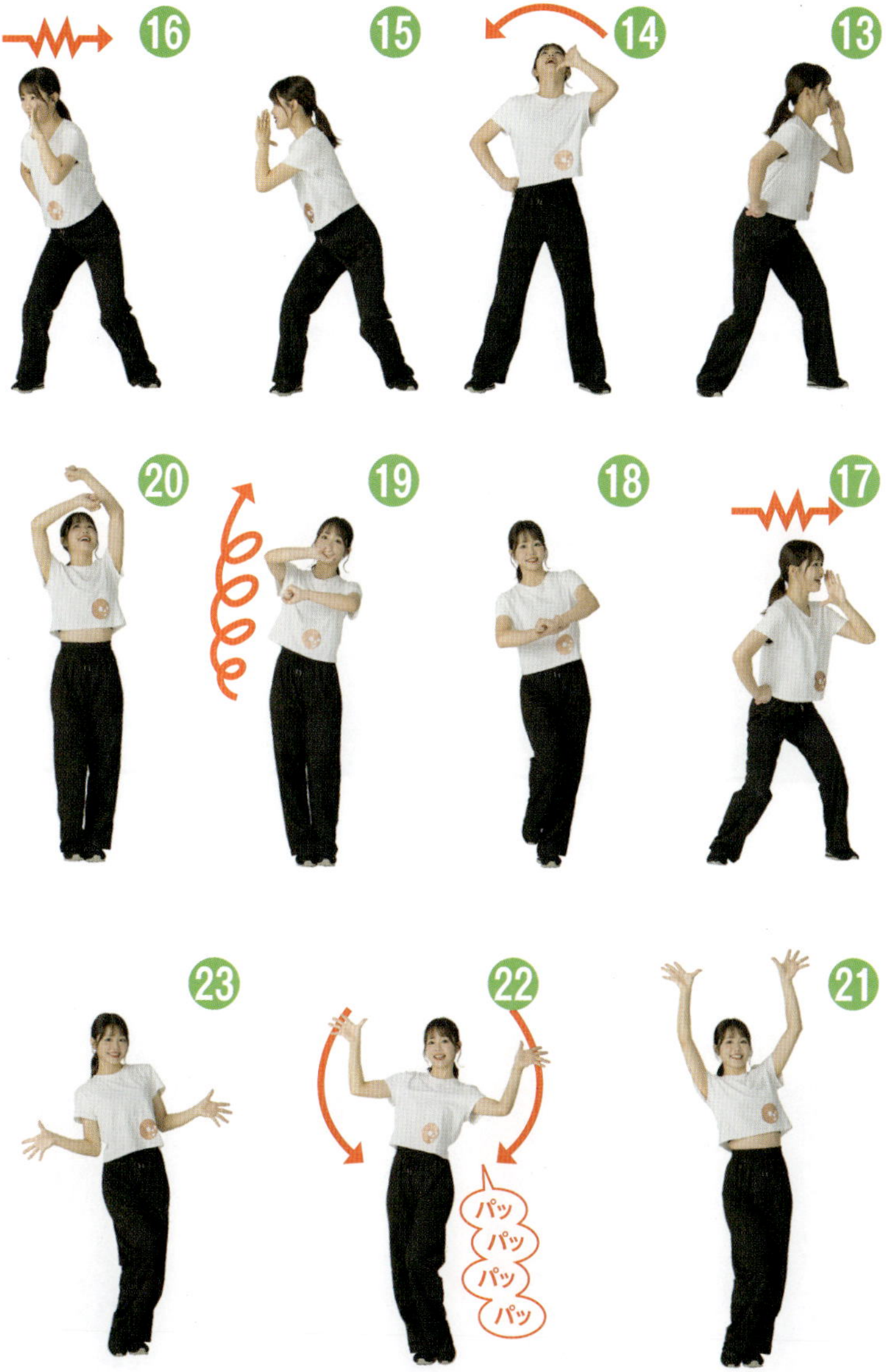

5 足踏み回転からの キラキラ&クラップ

普通の動きよりも少し速い動きで、足や肩など全身を動かす動作です。まずは足踏みをしてくるりと回転、下から手でキラキラをつくりながら上まで全身を伸ばし、最上部で4回手を叩きましょう。

一連の動きを2回行います。

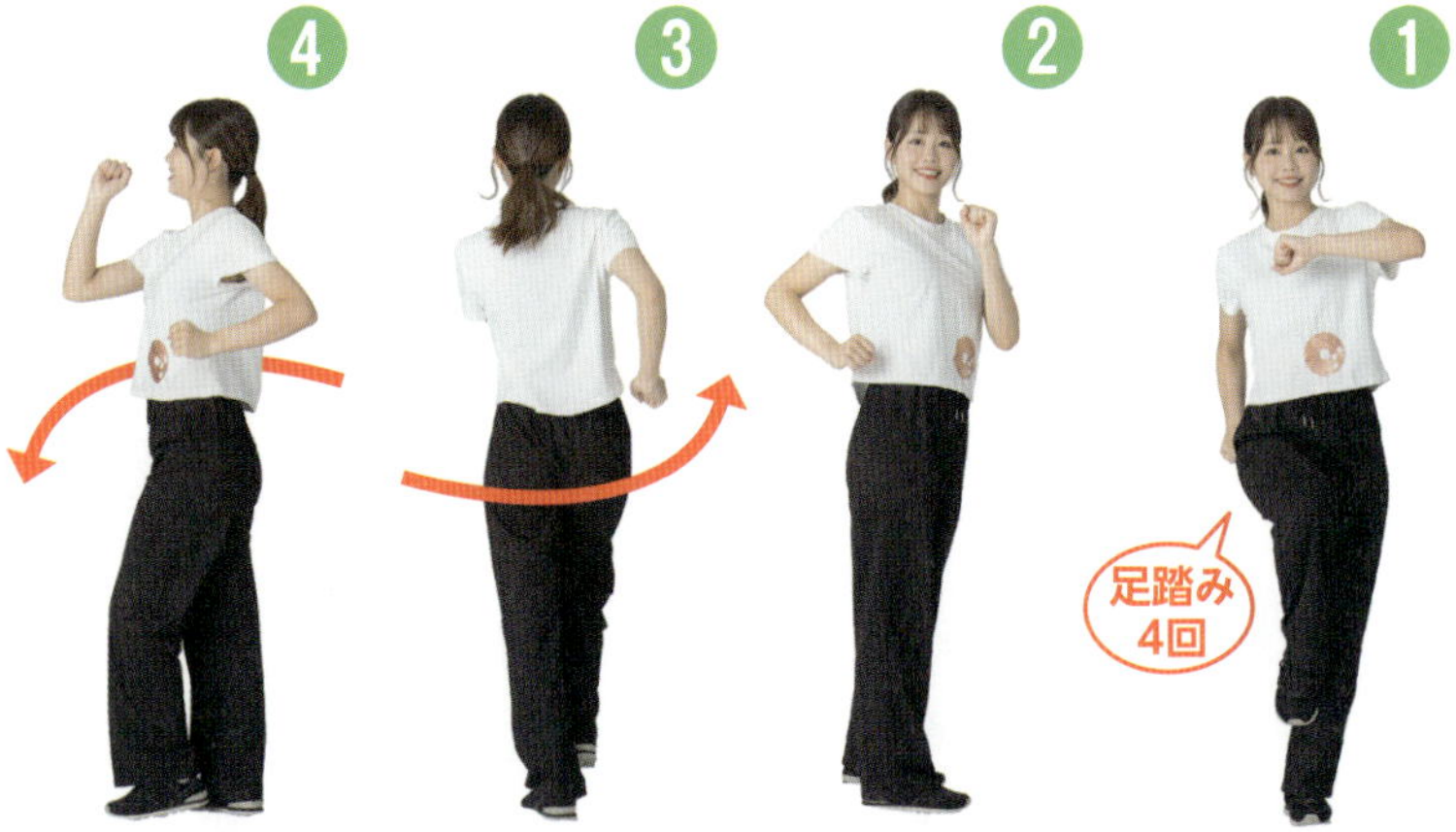

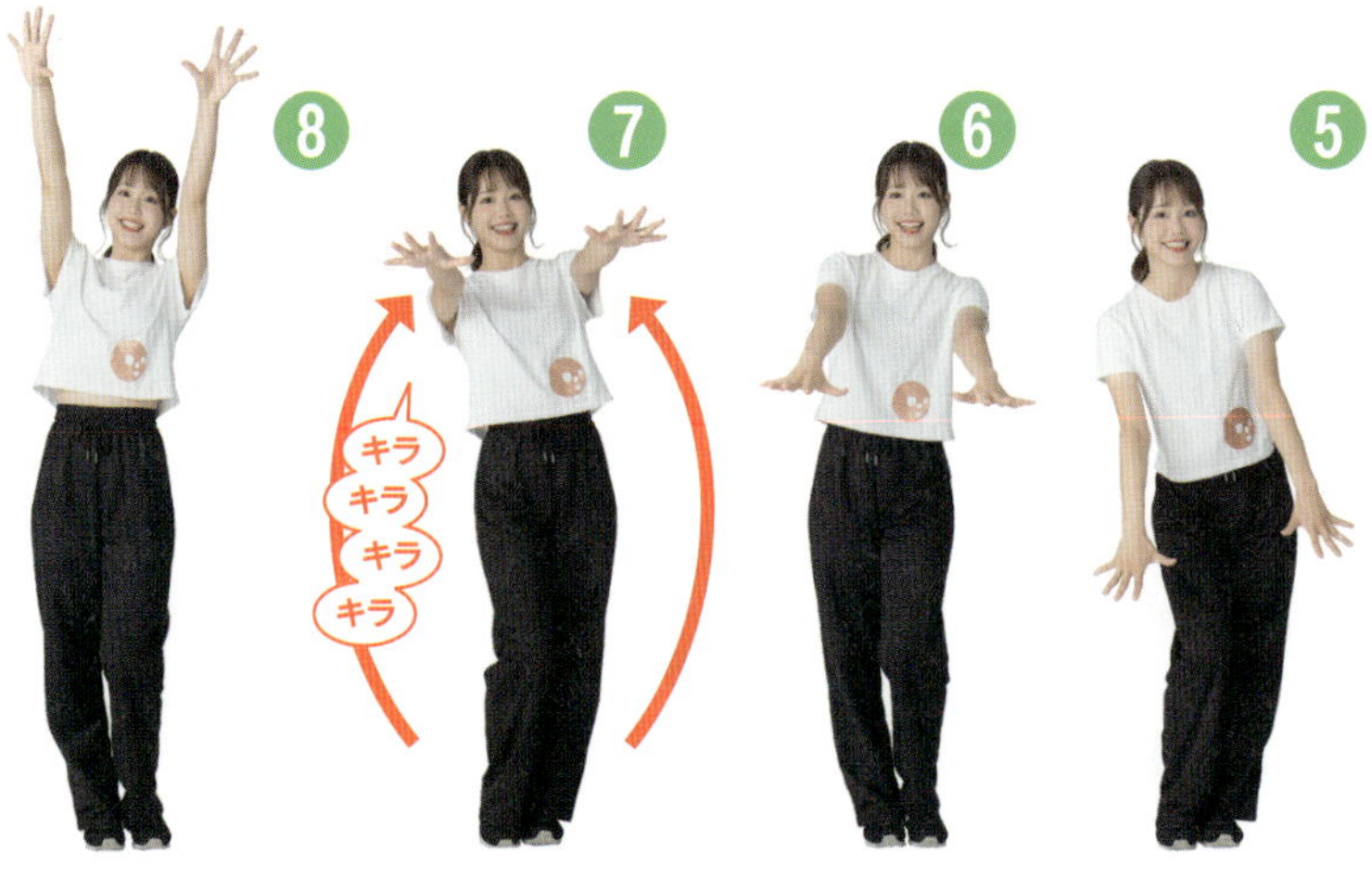

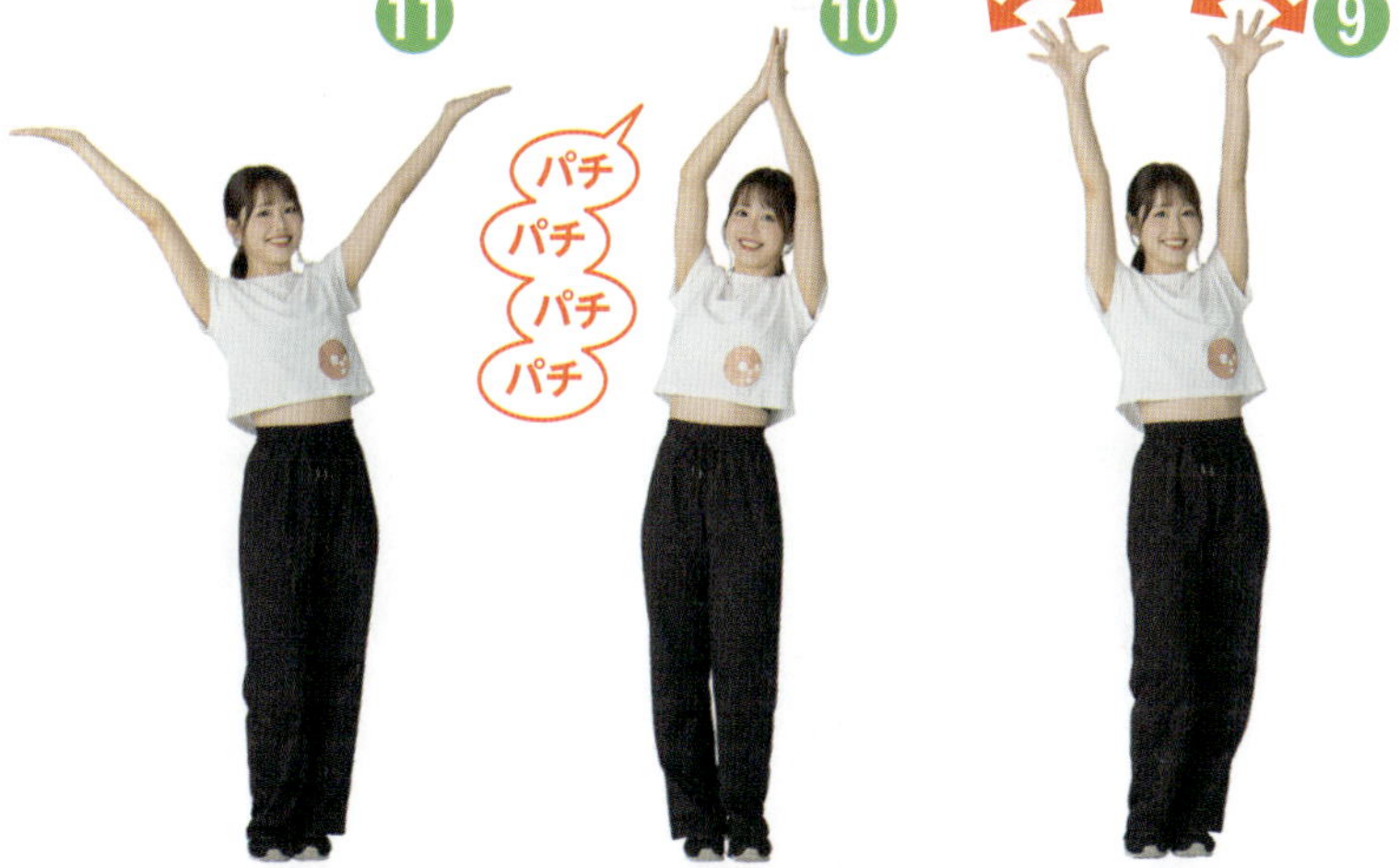

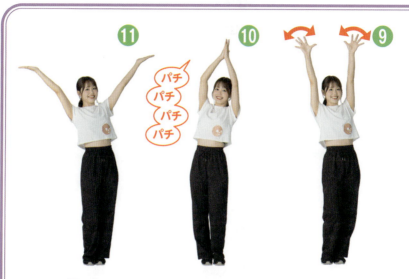

6 体側伸ばしからのフラメンコパッパ

軽く両体側を伸ばしたあと、左右に胸を開いて頭の上で両手を握り合わせます。腕をぶらぶらさせたあと、左右でフラメンコダンサーになった気持ちでパッパッとポーズを決めます。

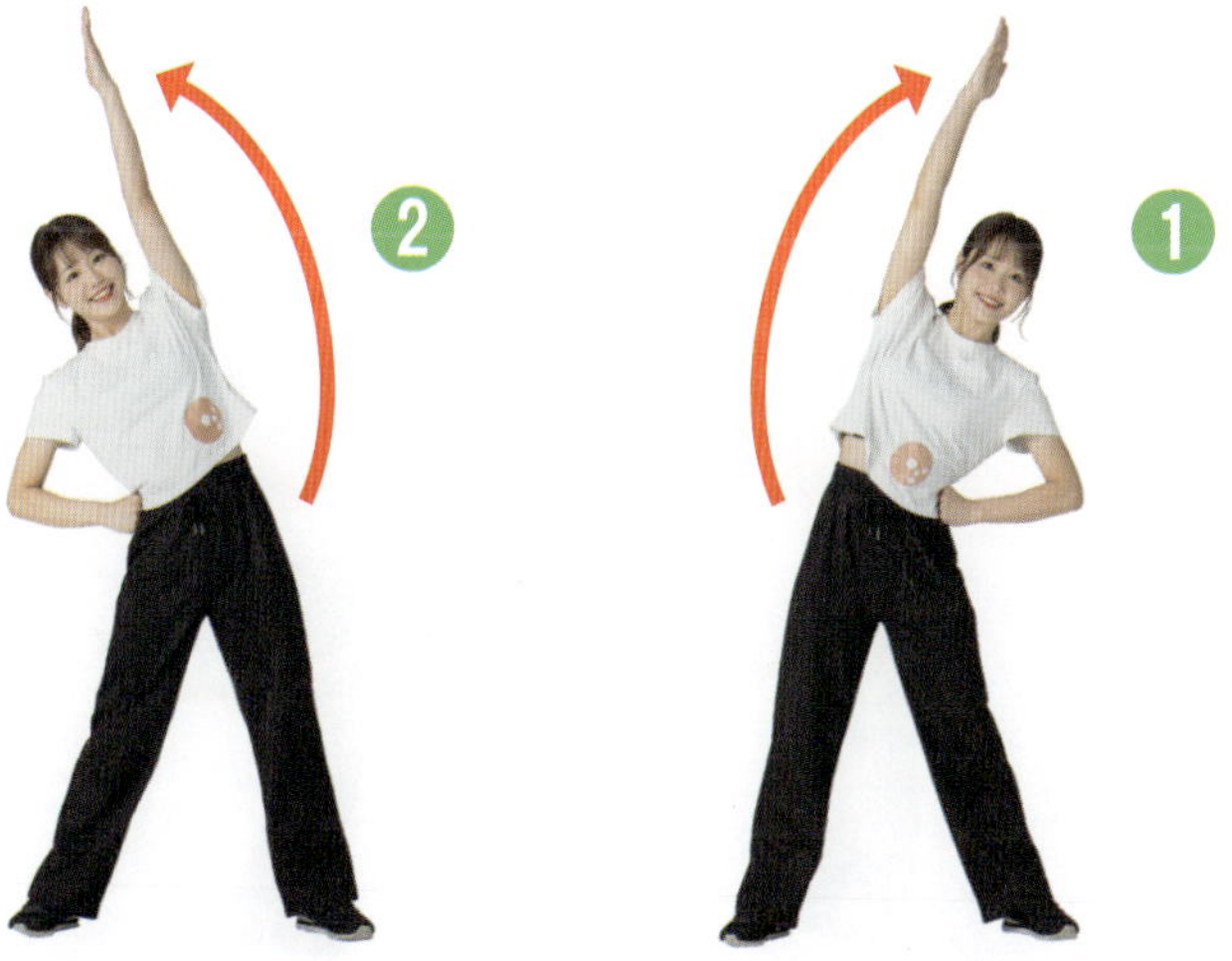

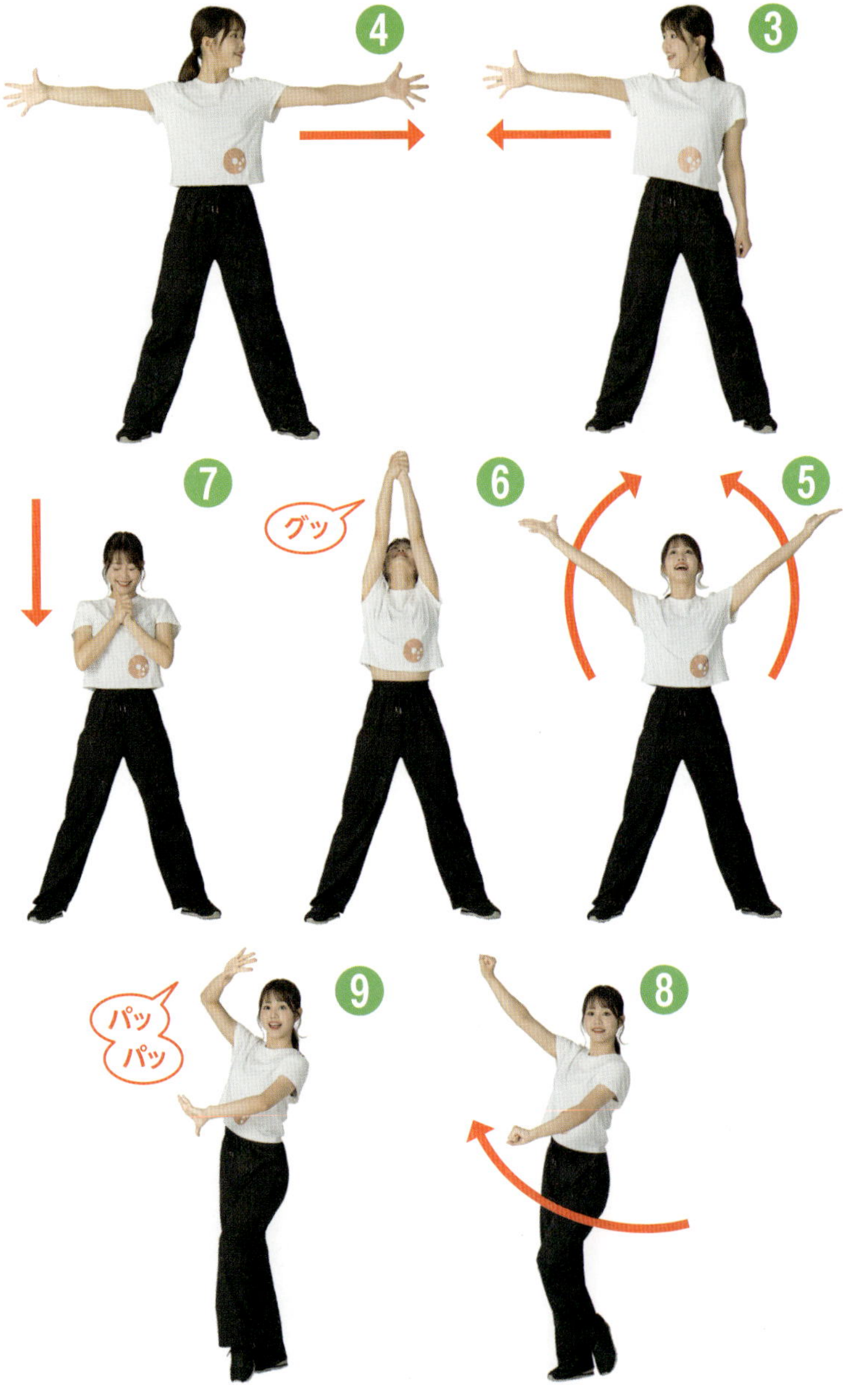
3
4
5
6
グッ
7
8
9
パッ
パッ

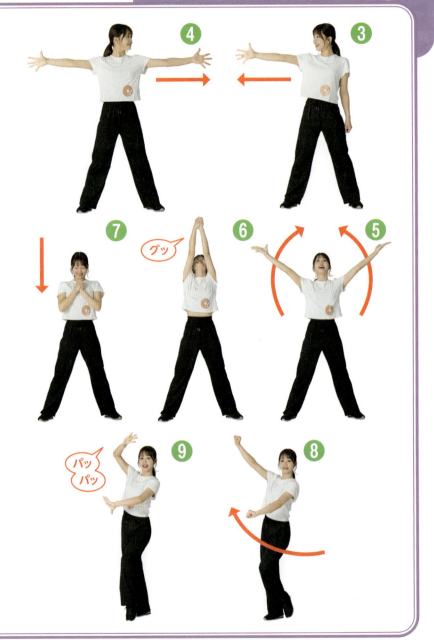

10

11

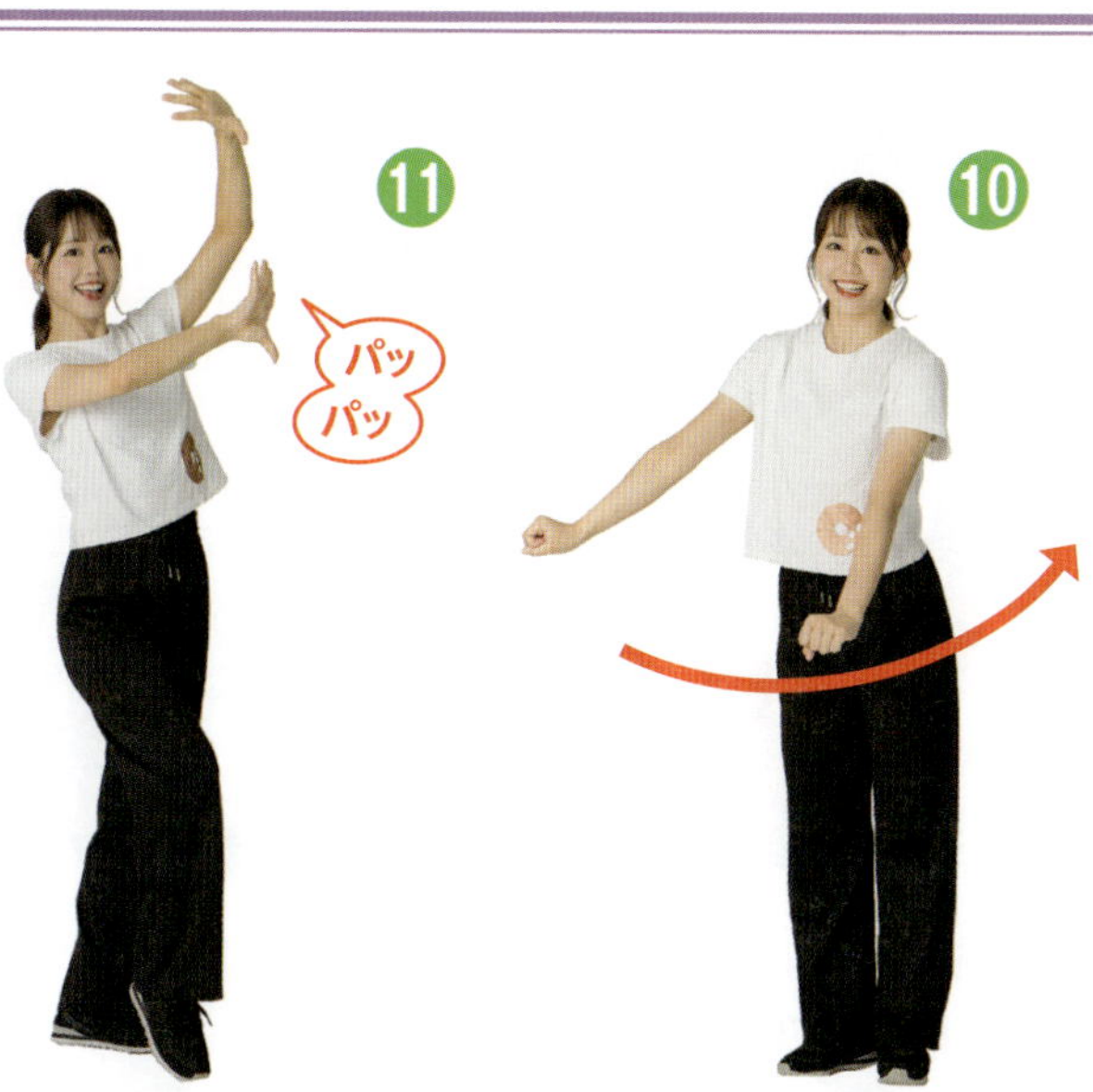

腕を回して、顔を隠していないいないばあっ！ のポーズを挟みます。

12

13

14

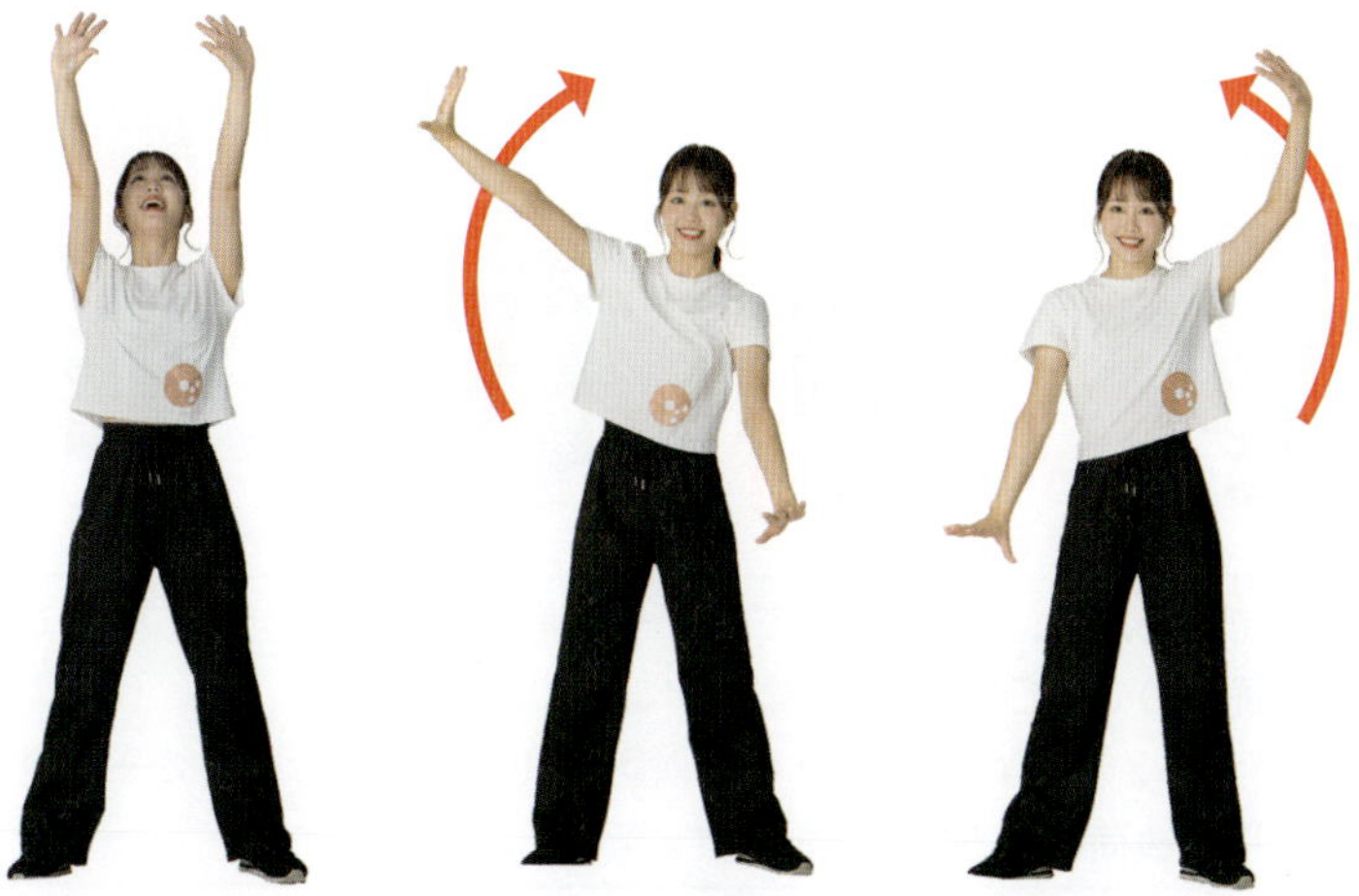

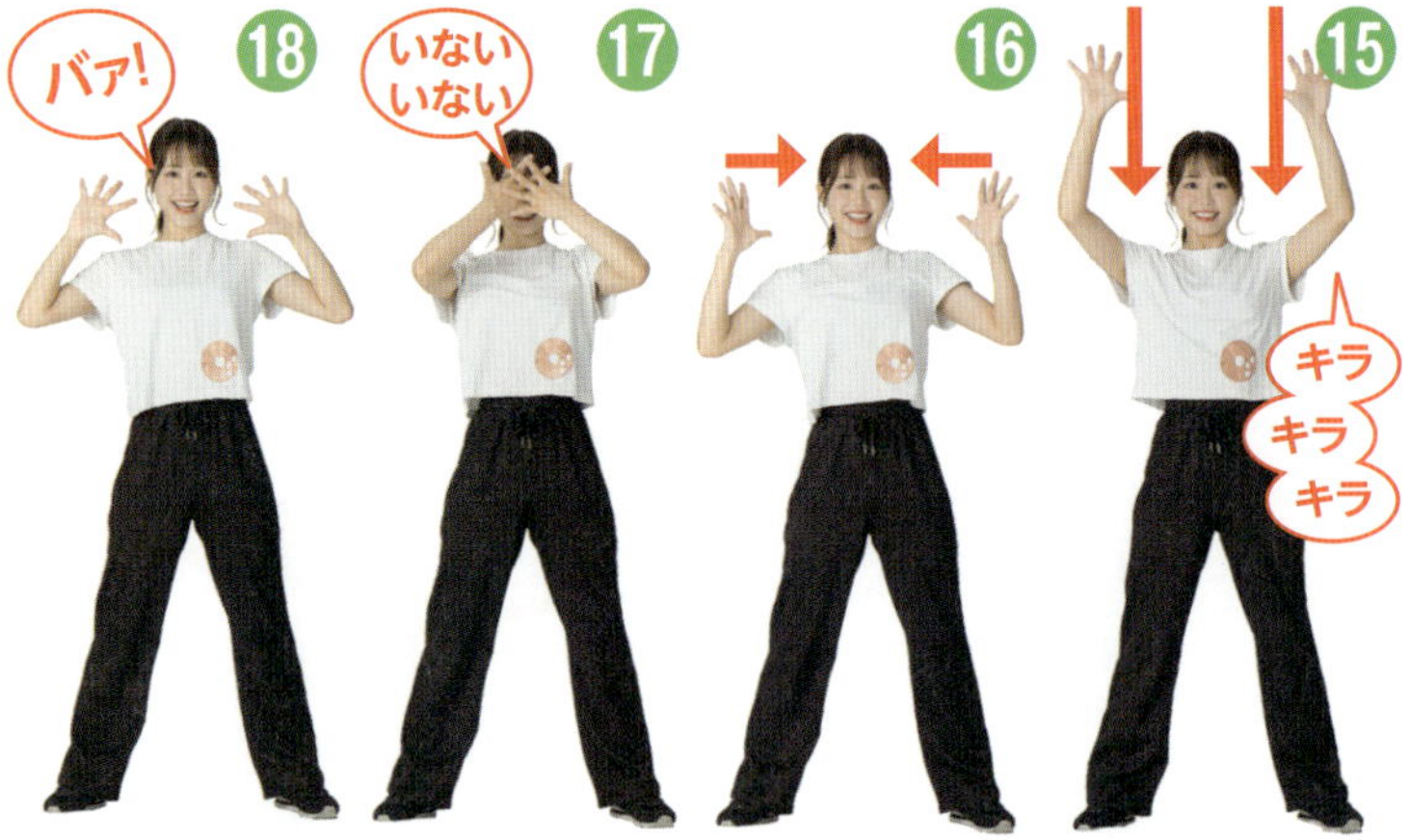

最後に、ジャンプしながら上パンチを左右で繰り返します。
関節に痛みがある方は、ジャンプはしなくてもかまいません。

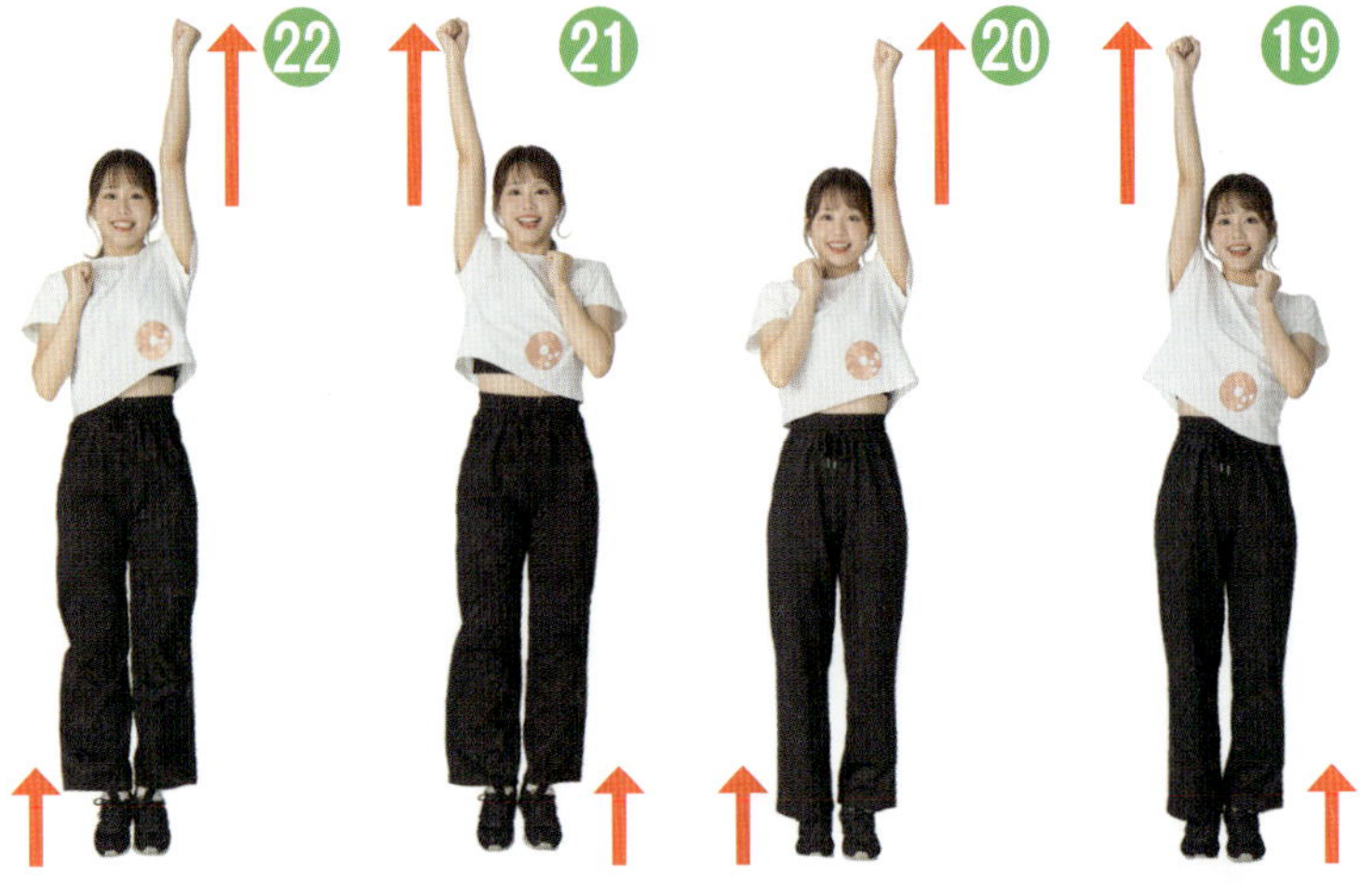

ここまで踊ったら、最初に戻ってもう一度踊ってもいいですし、続けて第2を踊るのでもOK。お好きなように続けてください。
一周が大体2分になっていますので、繰り返して合計4分を週に一度踊ると、運動負荷の面から効果的です。

1 腕の大回し

まずはウォーミングアップです。左右に腕を大きく広げ、下から上に回したら、グッと顔の前で手を握り、次に同じように下へ下ろします。肩関節のストレッチです。

中高年以上の四十肩、五十肩で腕が上がらなくなっている人は、無理をせず、上げられるところまででOKです。

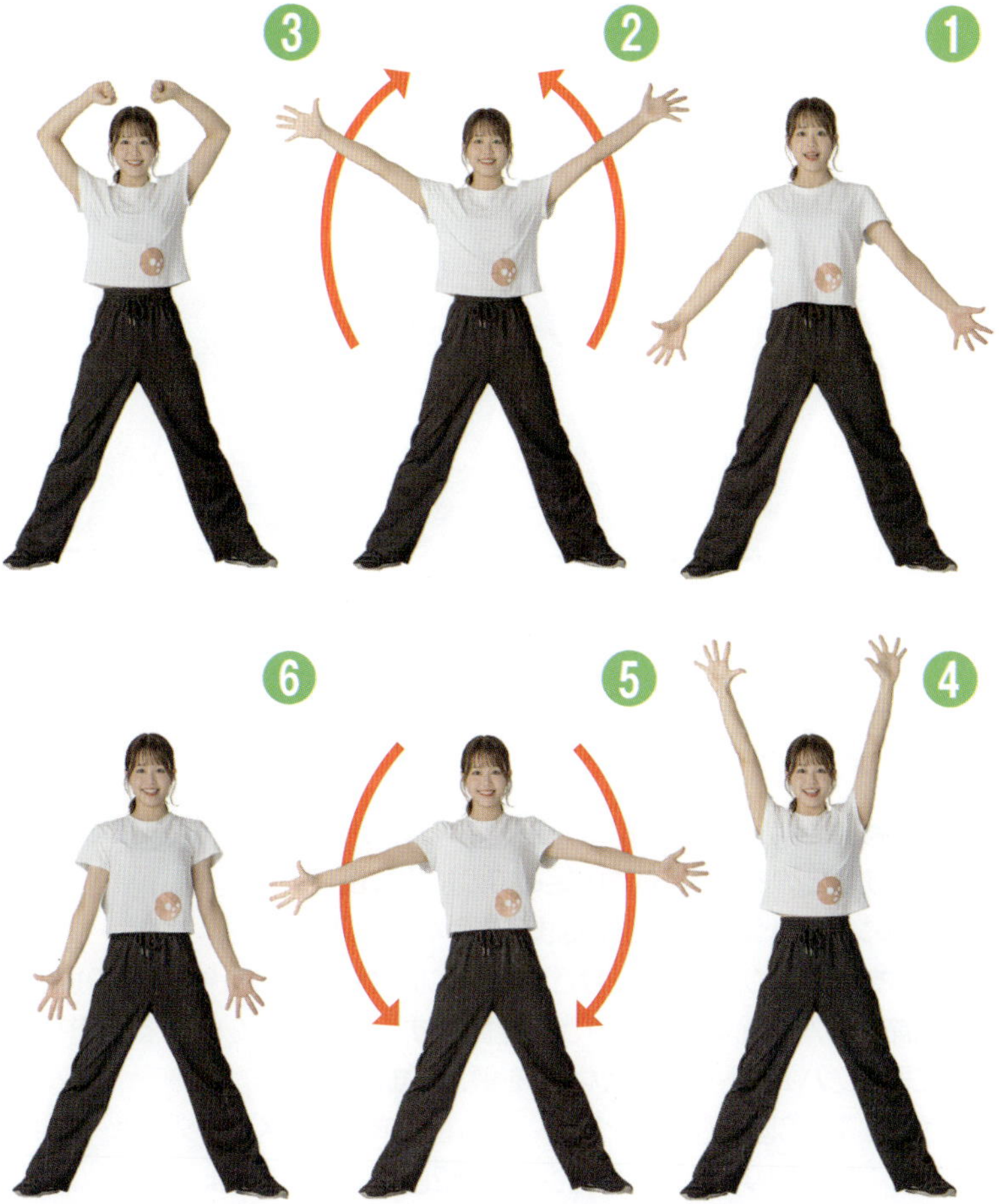

2 頭上クラップ

足を肩幅に開いて、頭の上で両手をリズミカルに8回叩きます。（慣れてきたら、頭上と体の前方で交互に叩く動作を混ぜてもいいでしょう。）

これも、中高年以上の四十肩、五十肩で腕が上がらなくなっている人は、無理をせず、上げられるところまでで問題ありません。

肩甲骨回りや肩の関節を動かし、柔らかくする効果が期待できます。肩こりの改善もできるでしょう。

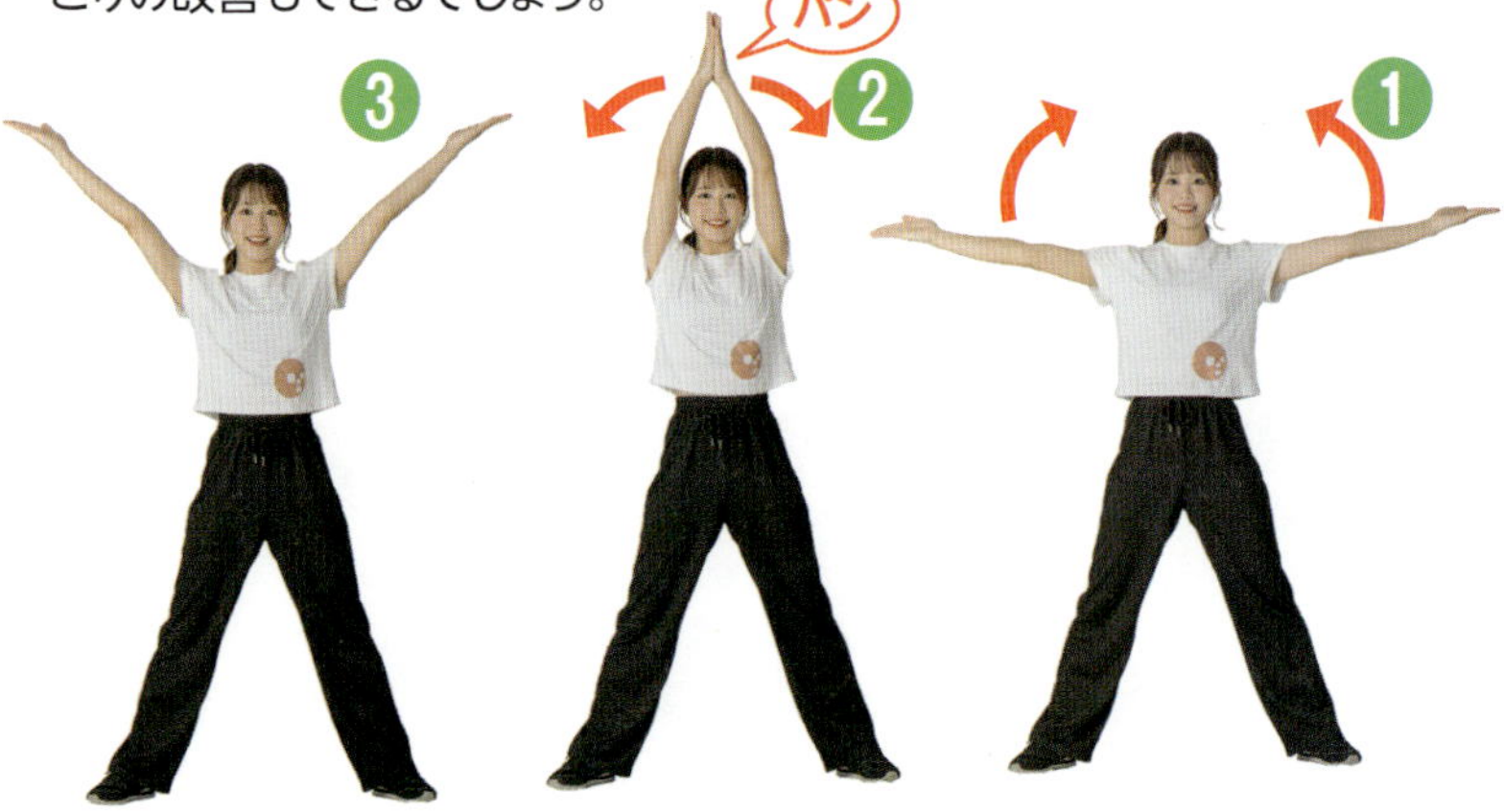

×8回

3 左右片足上げ＋フラメンコクラップ

両手を腰に当て、左右順番に片足ずつ、ひざから下を外側に曲げて持ち上げます。そのとき、頭もその足のほうに少し倒します。

「ルンルン」という擬音が当てはまるようなポーズです。

太ももを内側にひねったり、ひざを順番に曲げ伸ばししたりと、脚の筋肉や関節をまんべんなく刺激できる運動です。ひざ関節を曲げる筋肉（大腿二頭筋、ハムストリングスなど）を鍛えます。

ひざから下を3回順番に上げたら、少し横を向くフラメンコダンサーのようなポーズを取り、顔の前でパンパンと2回手を叩きましょう。

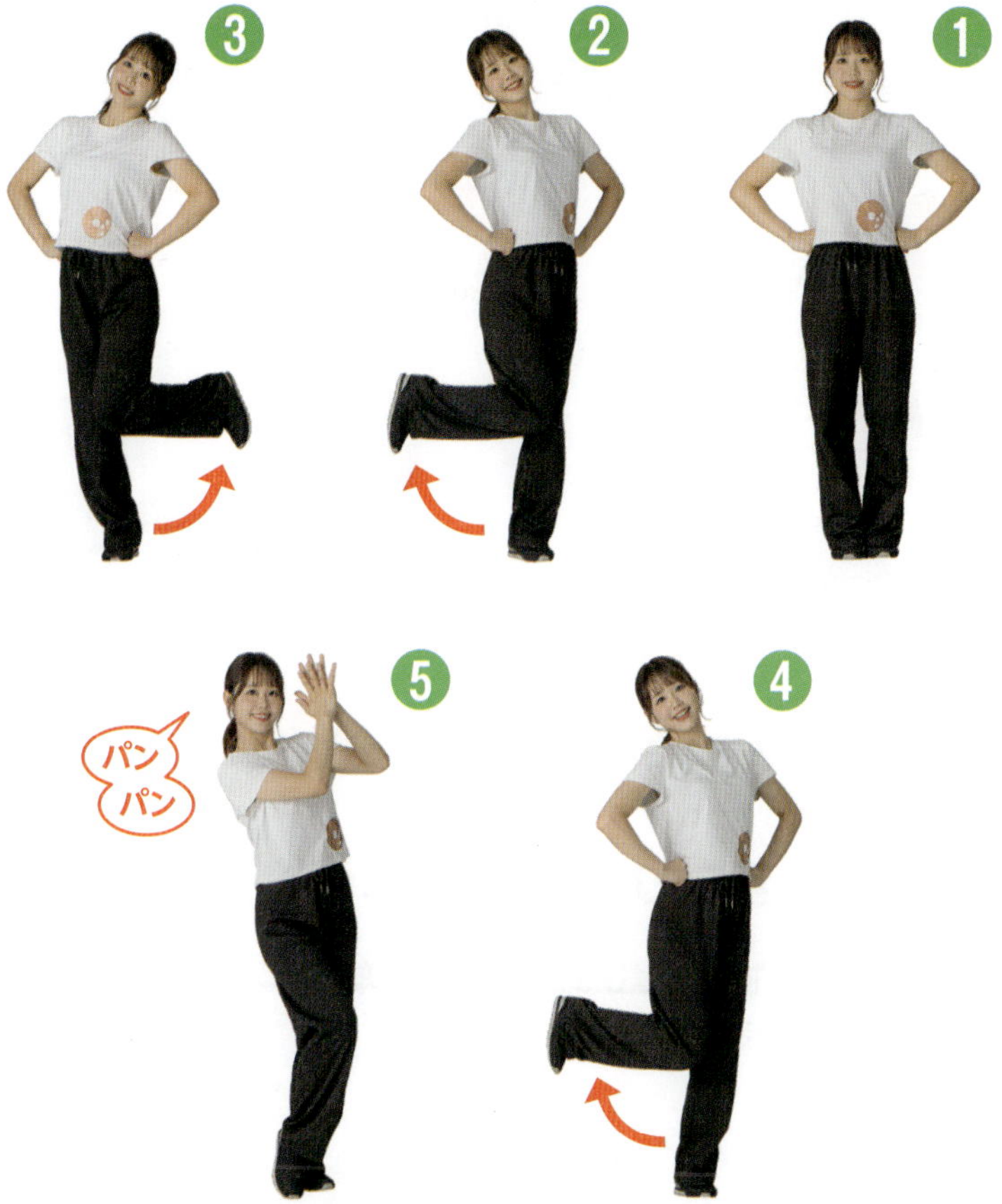

一連の動きを、左右を変えてもう一度繰り返します。

4 左右片足タッチ + フラメンコクラップ

左右片足上げの動きに少し変化を加え、ひざから下を持ち上げたときに、上げた側の手で足の裏に軽くタッチします。逆の手は腰に置くのではなく、軽く上に持ち上げます。

関節だけでなく胴体のストレッチ効果があります。

今回も、ひざから下を3回順番に上げたら、少し横を向くフラメンコダンサーのようなポーズをとり、顔の前でパンパンと2回手を叩きます。

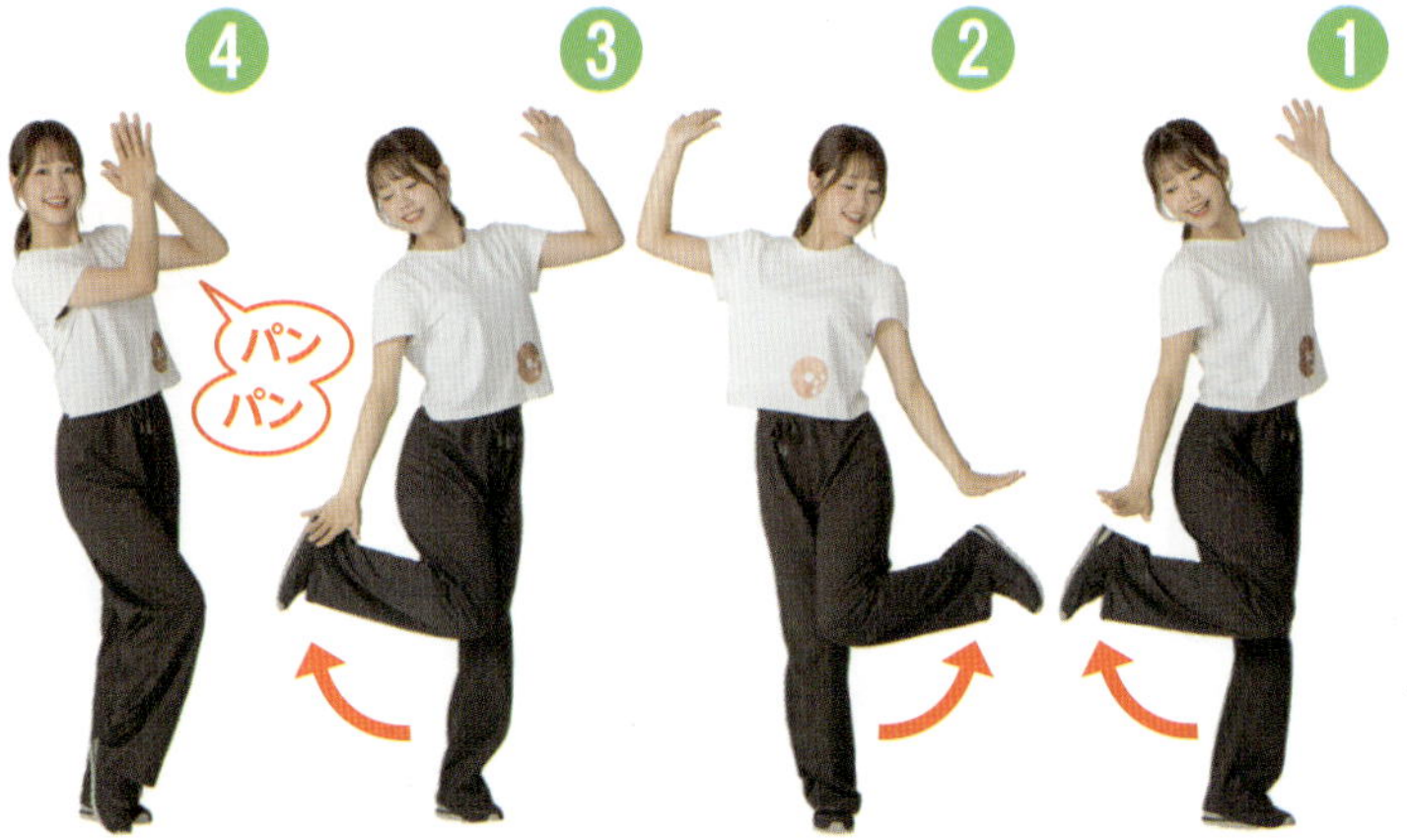

一連の動きを、左右を変えてもう一度繰り返します。

5 交互のひじ上げ + パッパッパッパッ

片脚を軽く横方向に伸ばしながら、体の前方にひじを持ち上げる動きを左右順番に行います。

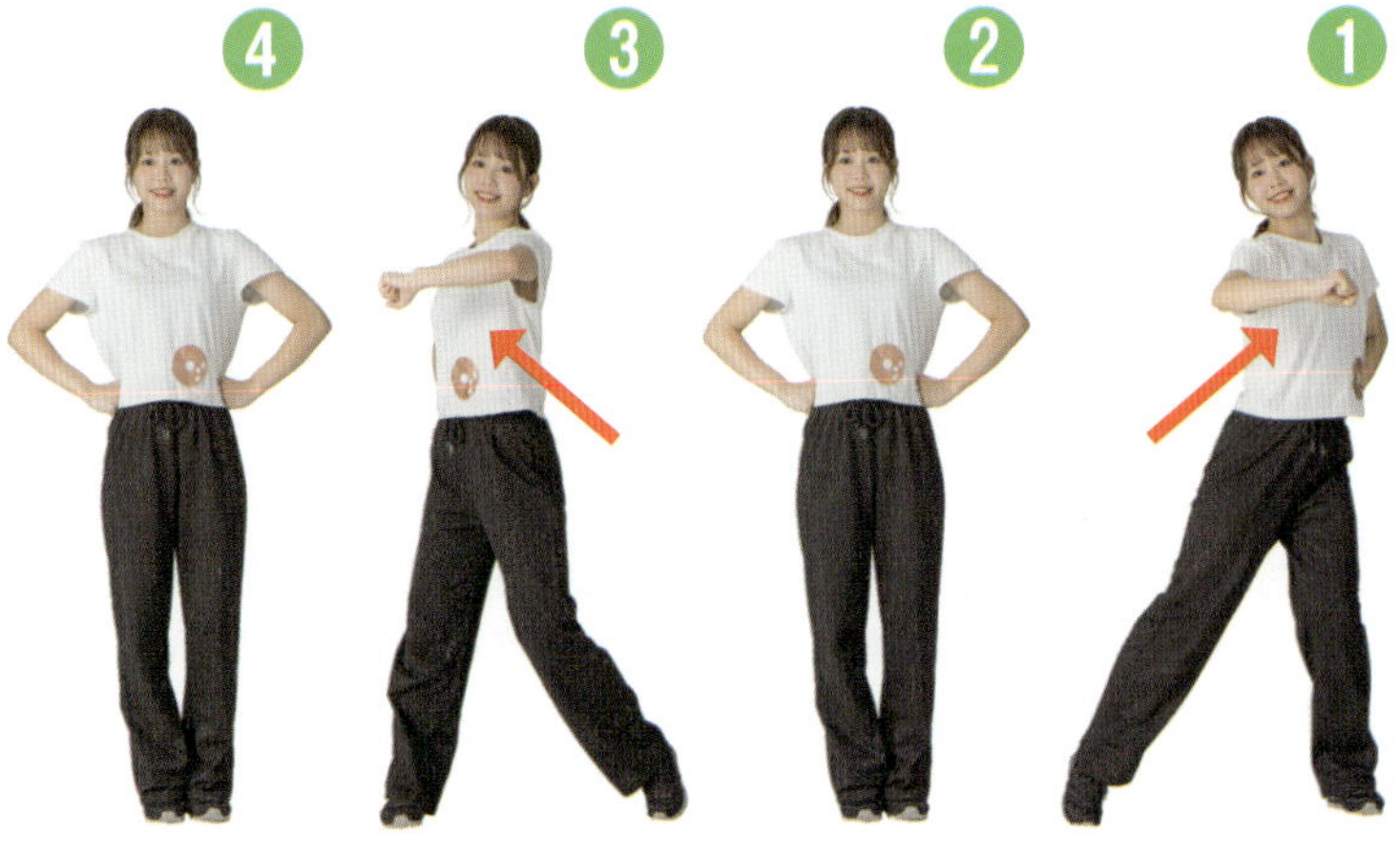

次に、左右の手を順番にパッパッパッパッと振りながら、斜め下から斜め上へと動かします。

肩関節を柔らかくし、肩から股関節までの筋肉をストレッチする効果があります。

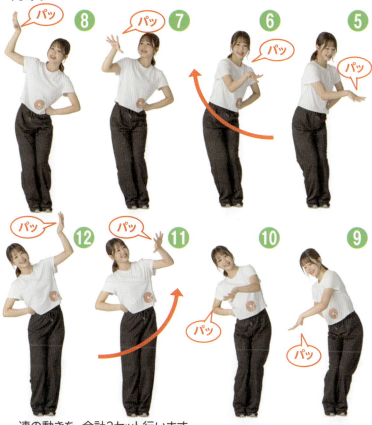

一連の動きを、合計2セット行います。

この動きは慣れないとなかなかうまくマネできませんが、失敗して笑ったりする過程も訓練になるので、最初からうまくできなくても気にせずに続けてみてください。

腕を上げたときのバランス感覚をよくするためでもあります。

6 回転しながら交互のひじ上げ ＋パッパッパッパッ

直前の一連の動きを、90度ずつ回転しながら行います。
まずは左を向いて、左右交互にひじ上げをします。

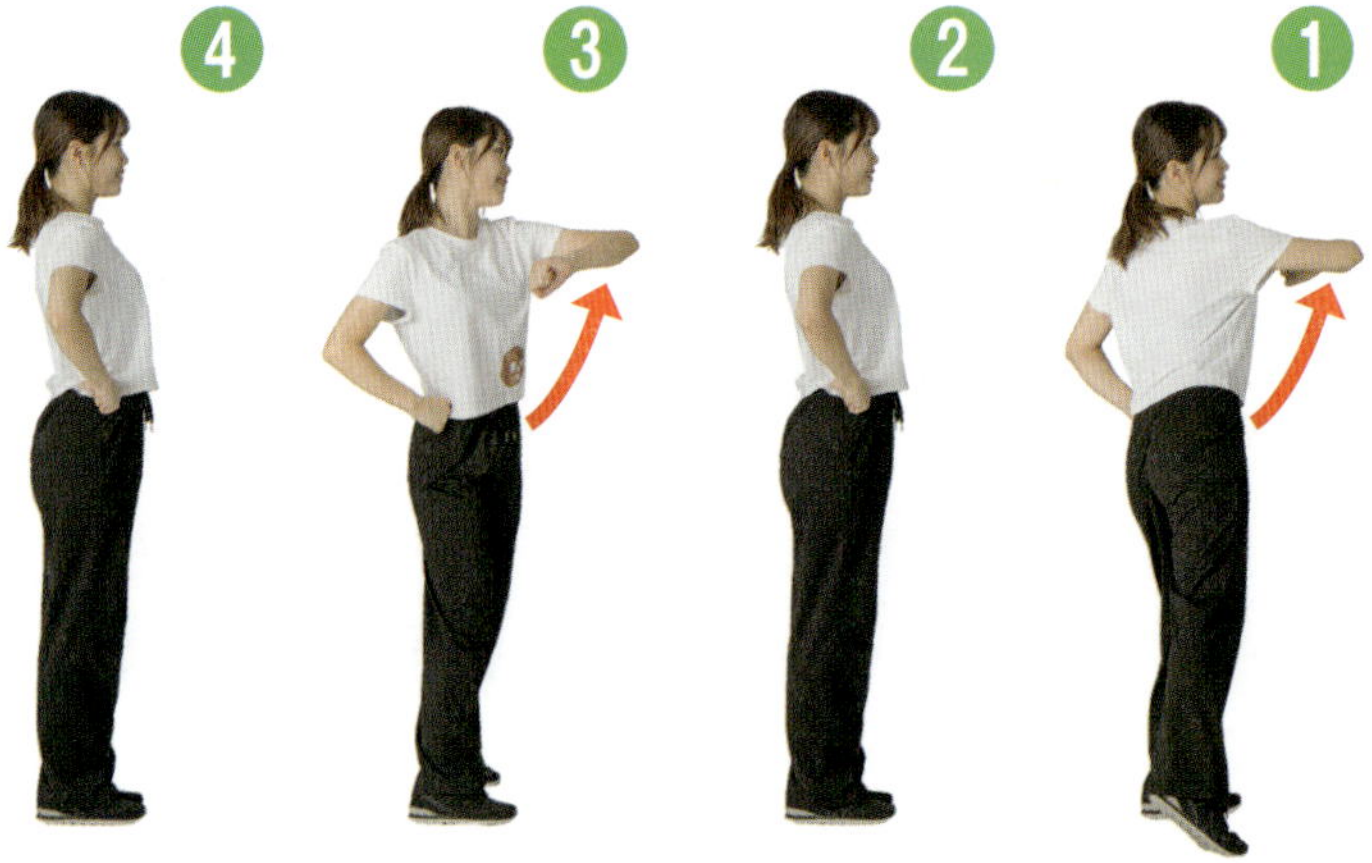

さらに90度左回転して、後ろを向いて左右の手でパッパッパの動きをします。

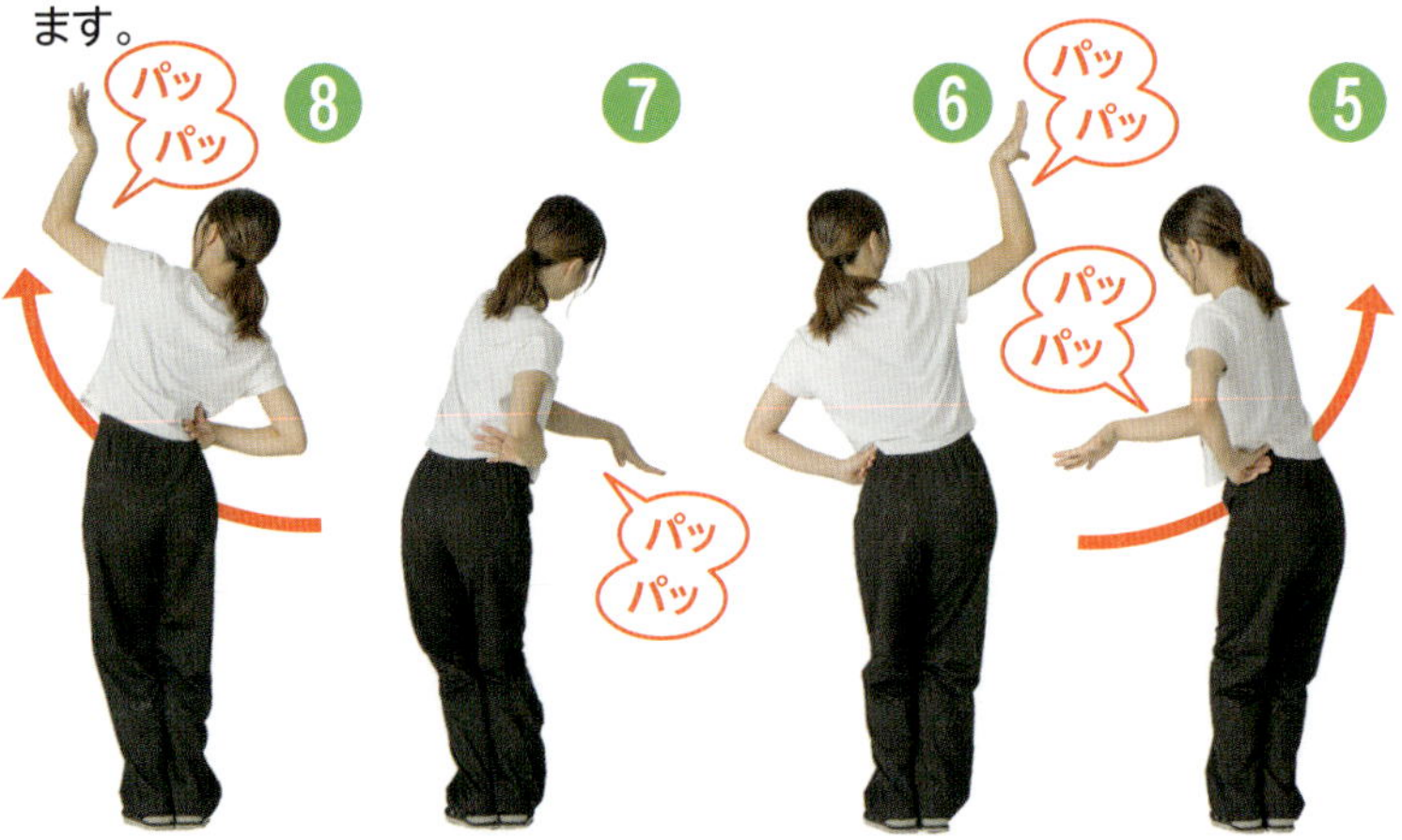

さらに90度左回転して、左右のひじ上げ。

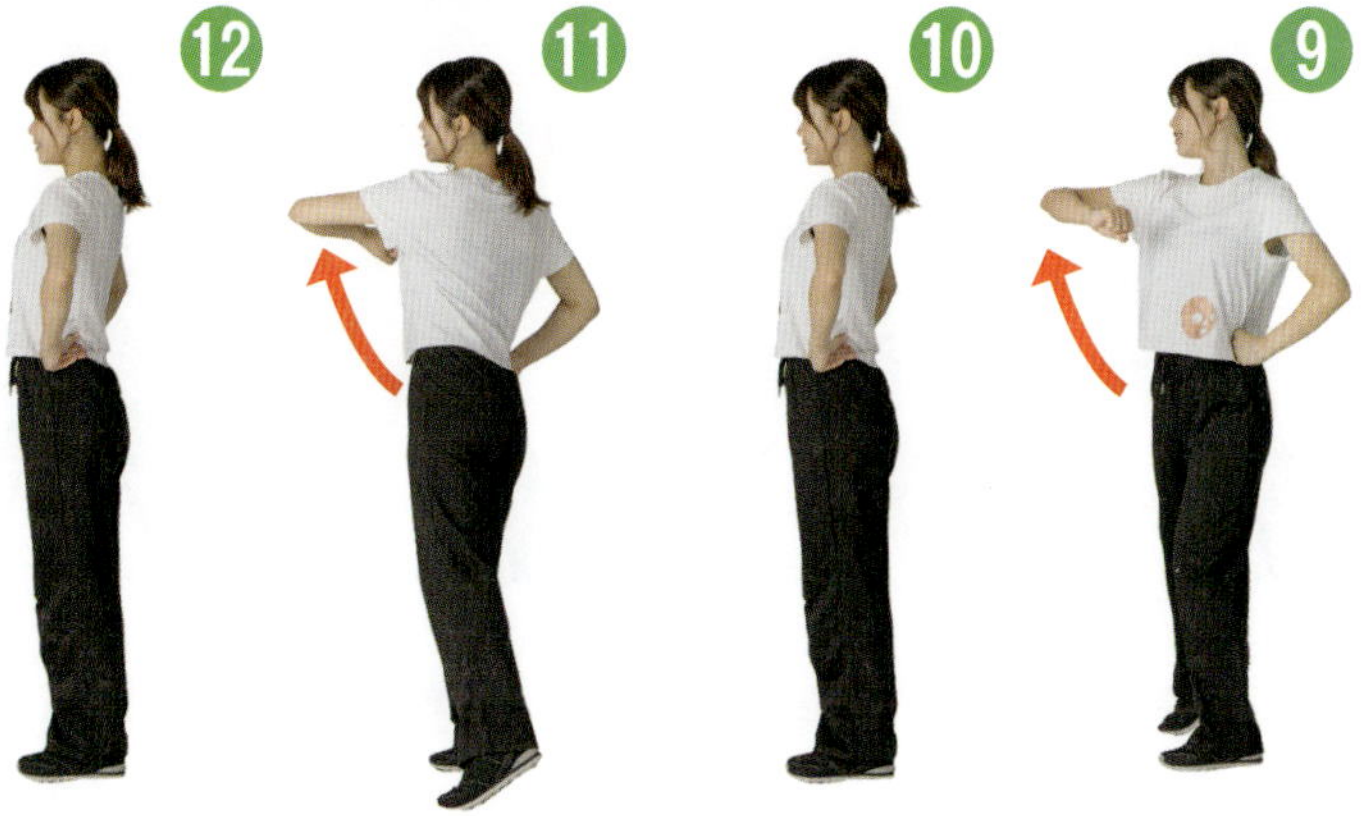

最後に正面に向き直って、左右の手でパッパッパの動きをします。

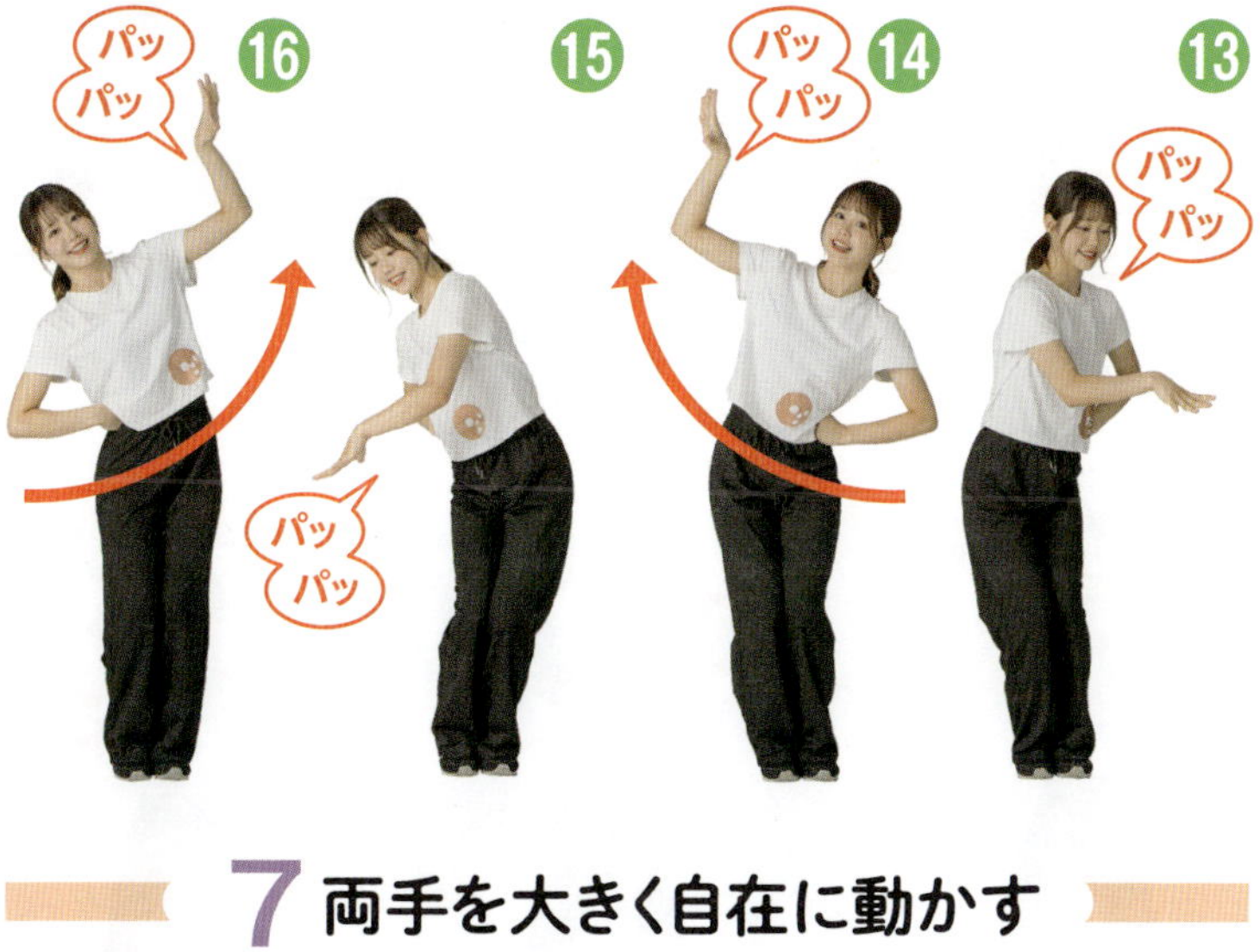

7 両手を大きく自在に動かす

区切りとして、腕を左右順番に背中側から前方に回し、手のひらを下へそろえる動きが入ります。足は肩幅より少し大きく開きましょう。

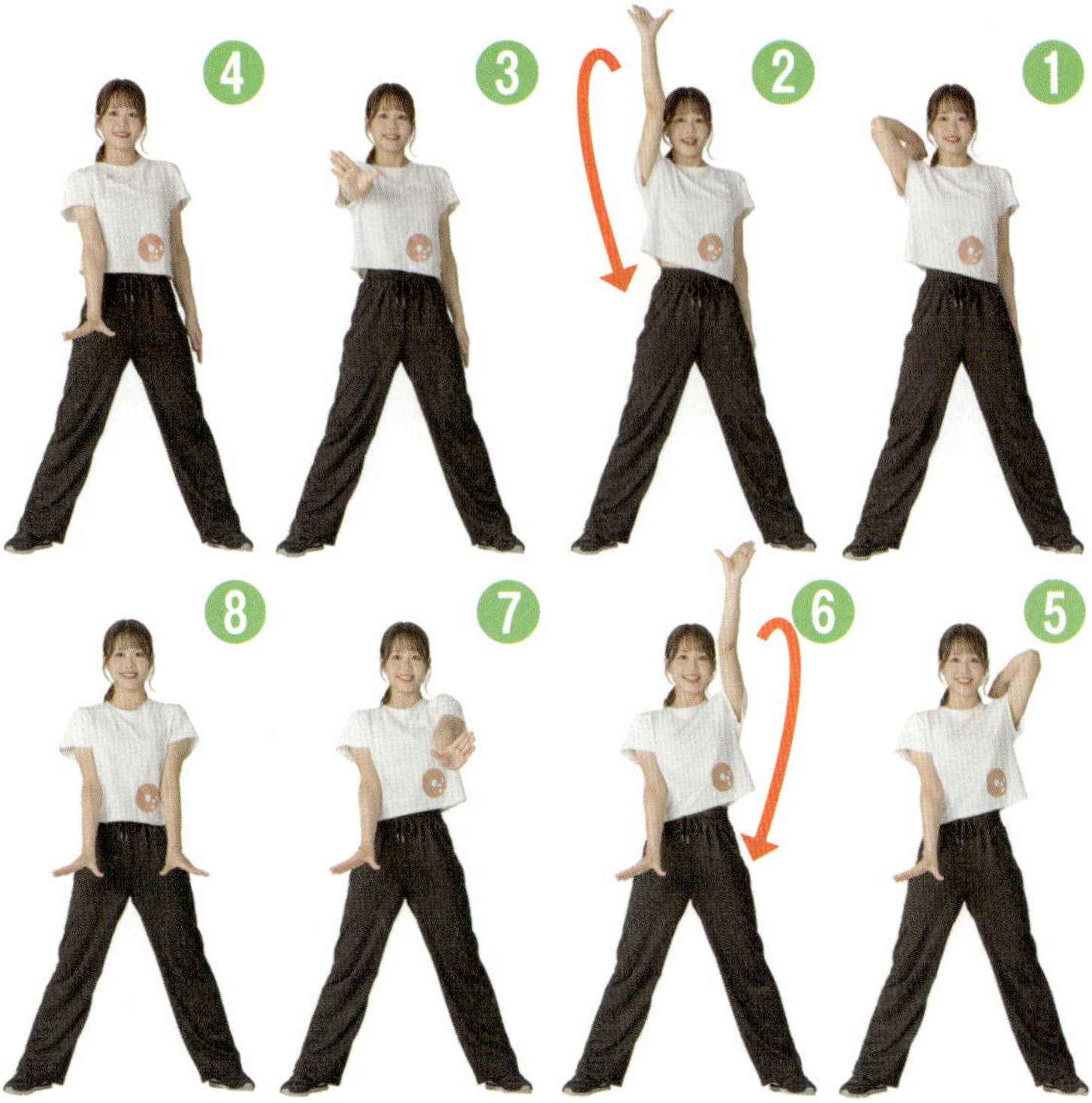

両手が下でそろったら、体の前面側で左右の手のひらを交差させながら持ち上げ、上までいったら両手をそろえて下に持っていきます。

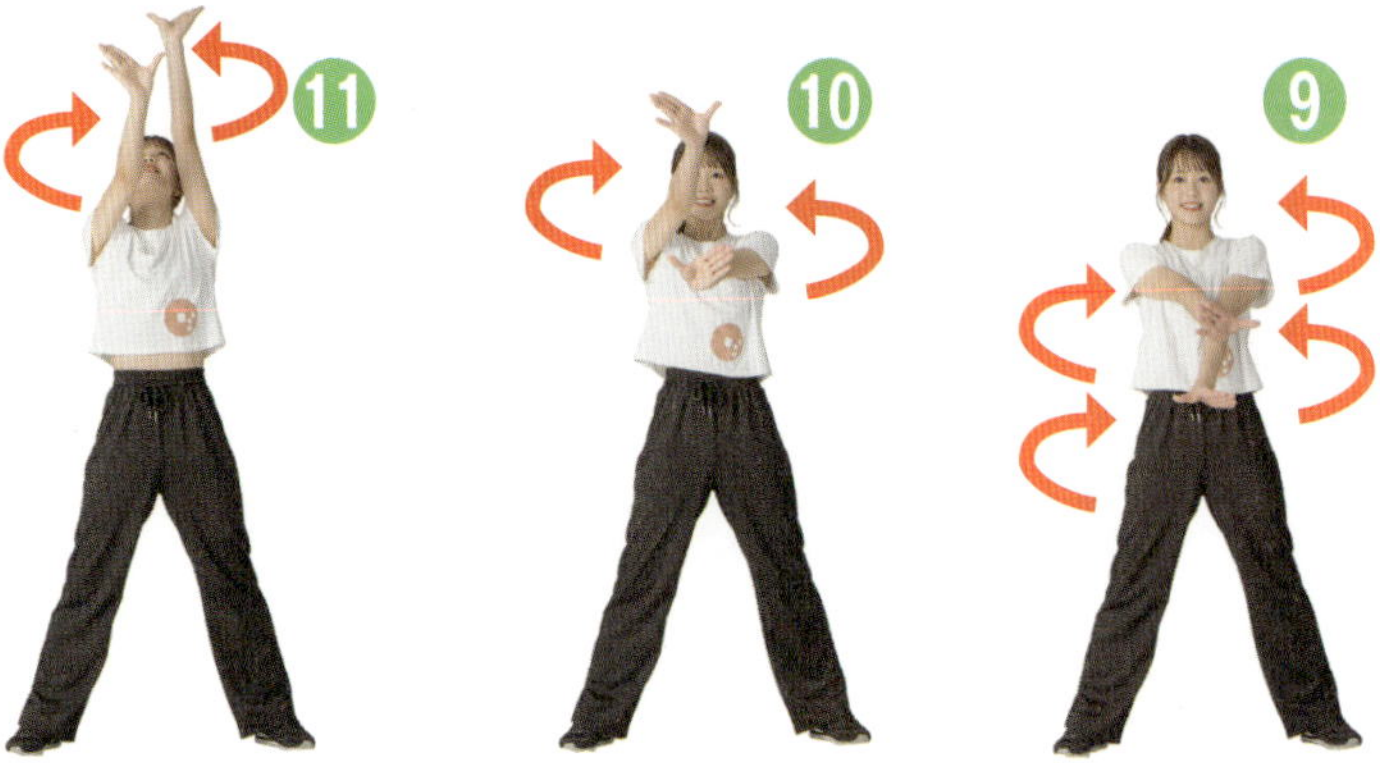

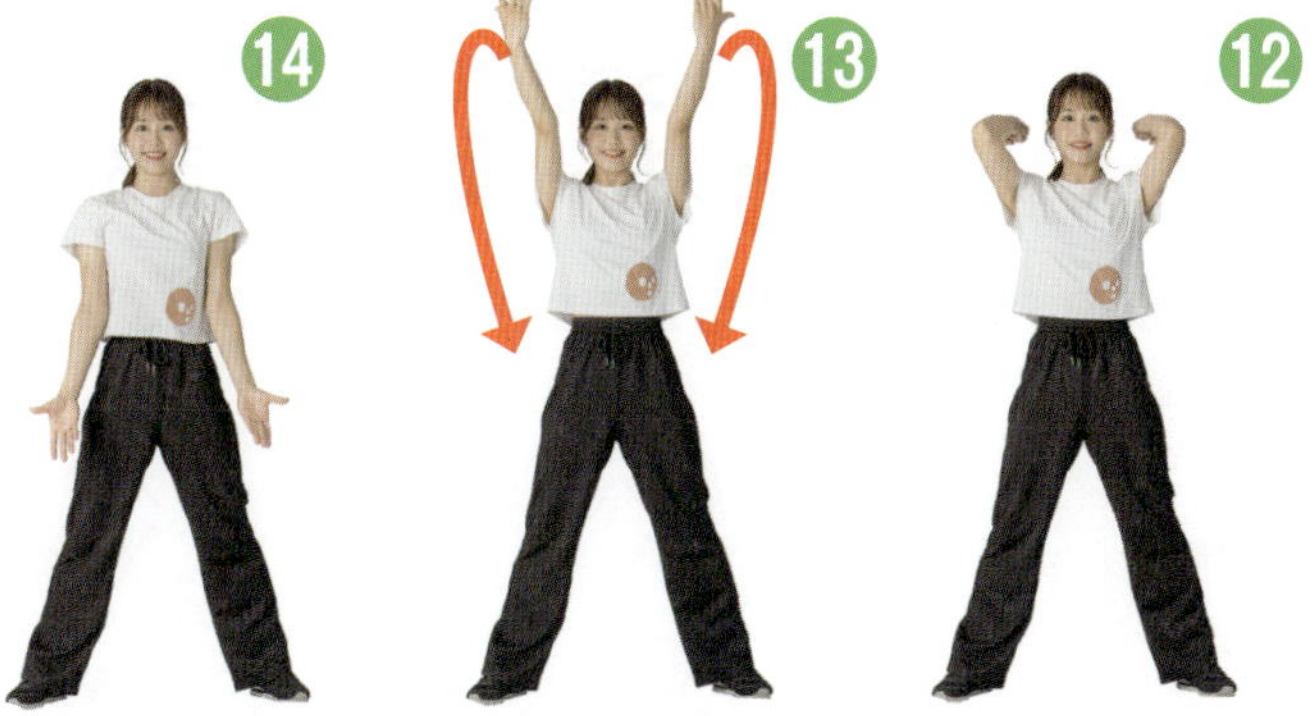

両手を前に押し出し、左右に開き、最後にくるりと一回転します。

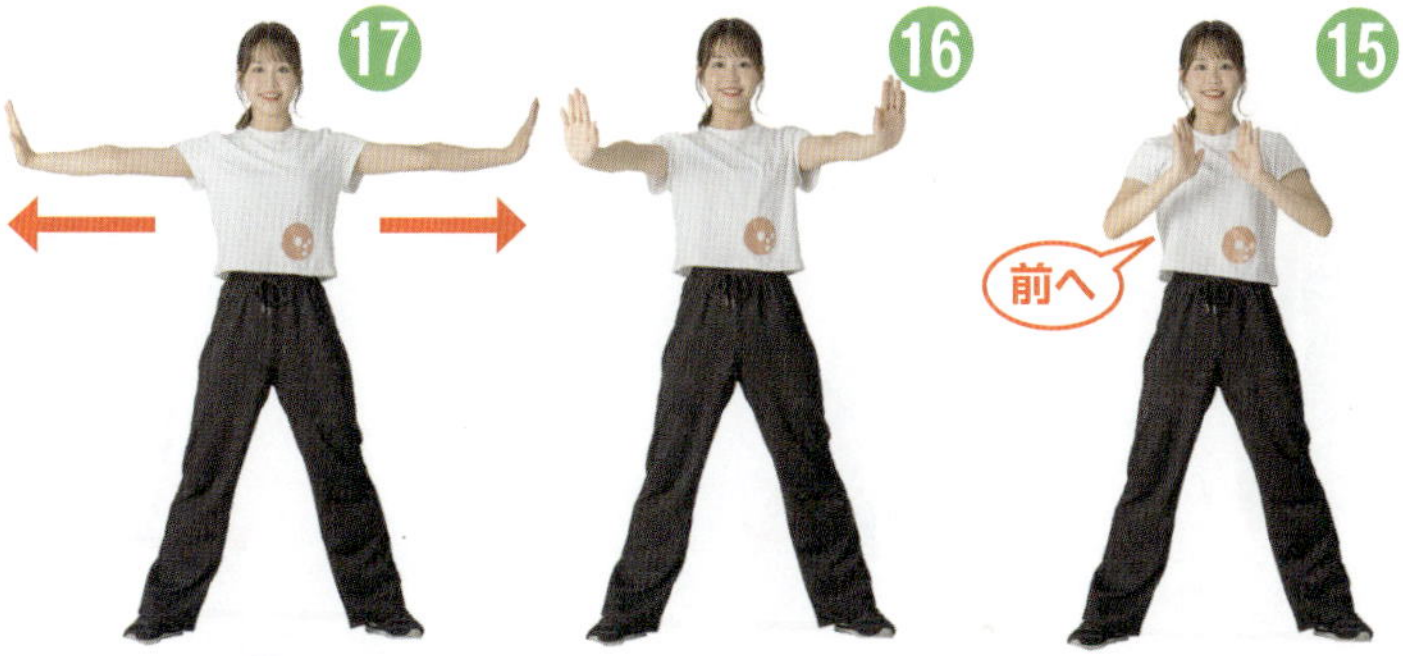

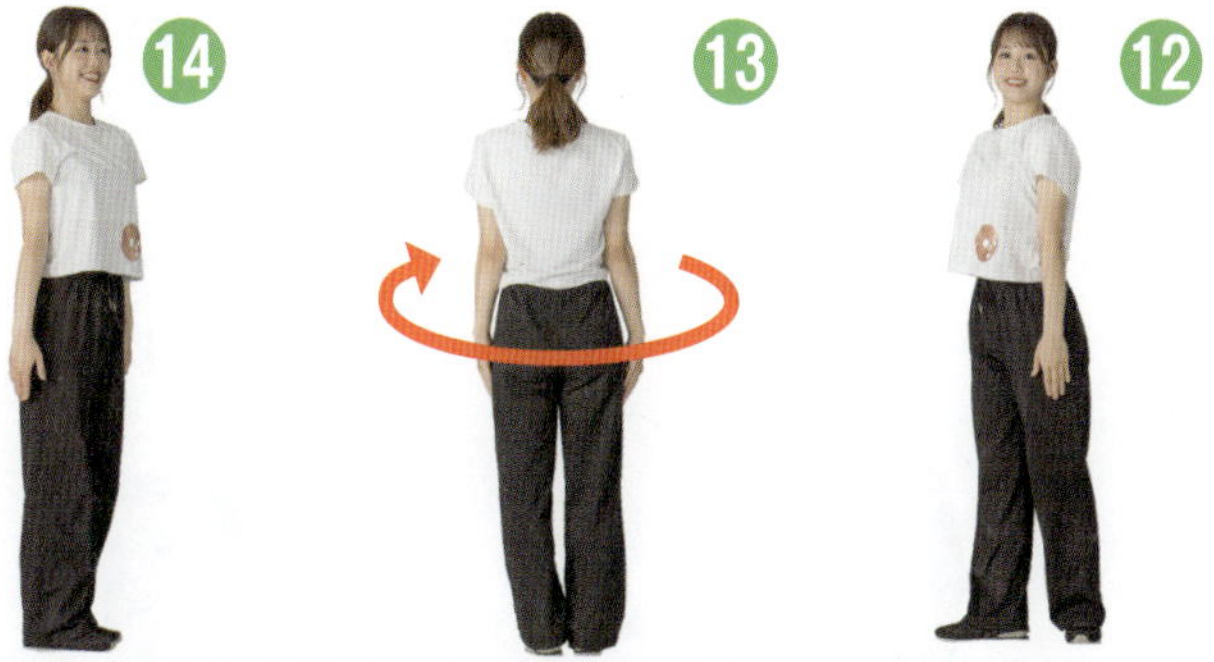

一連の動きには、肩から背中にかけての筋肉をストレッチし、肩から腕にかけての筋肉を鍛える効果があります。
複雑で、慣れるまでは難しく感じる動きですが、あきらめずにマネしていると、次第にできるようになっていきます。

8 足踏みしながら手のひらクルクル+いないいないばあ + 左右を見回す

足を左右順番に前に出しながら、顔の左右で手のひらの表裏をくるくる見せます。

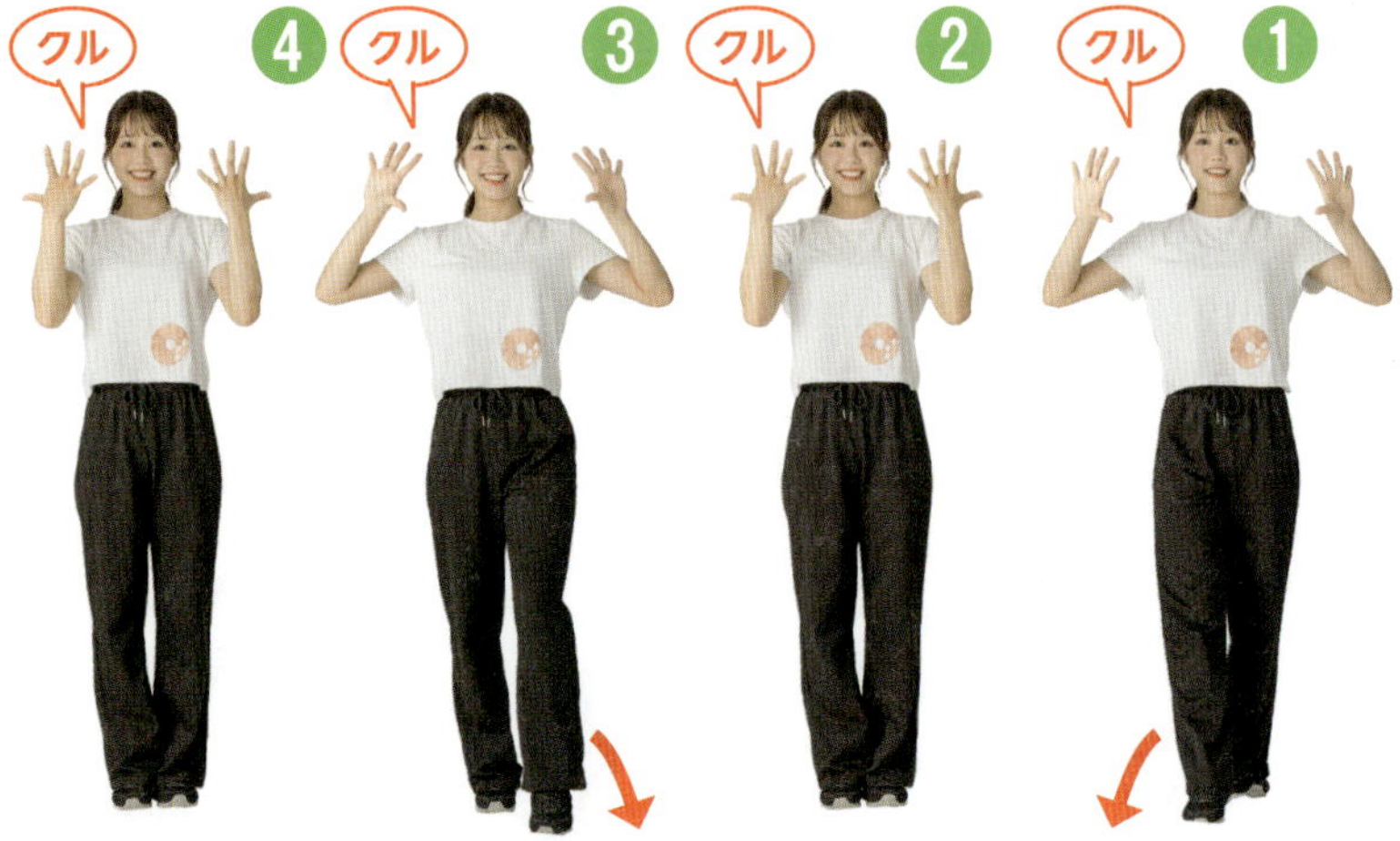

続けて、「いないいないばあ」のような動きを3回行います。

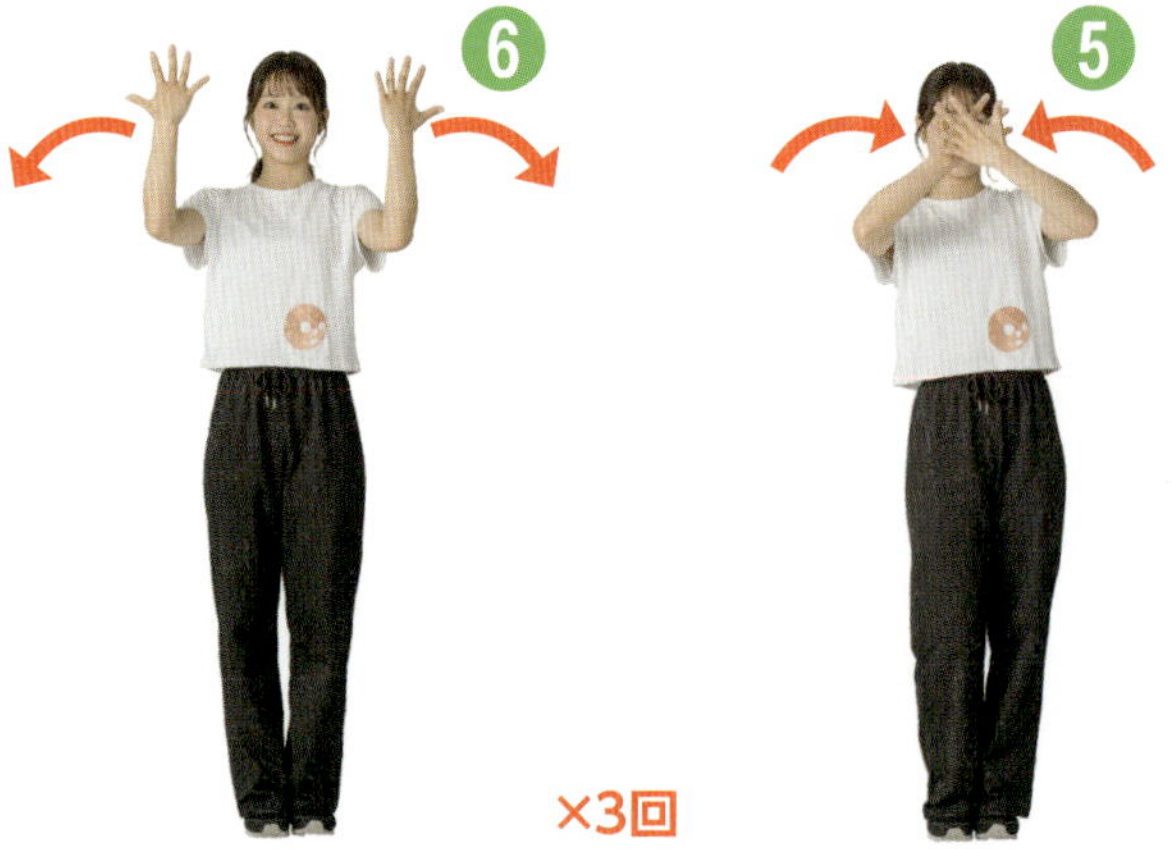

さらに続けて、手のひらをクルクル回す動きと「いないいないばあ」の動きを、腕を頭上に持ち上げながら行います。

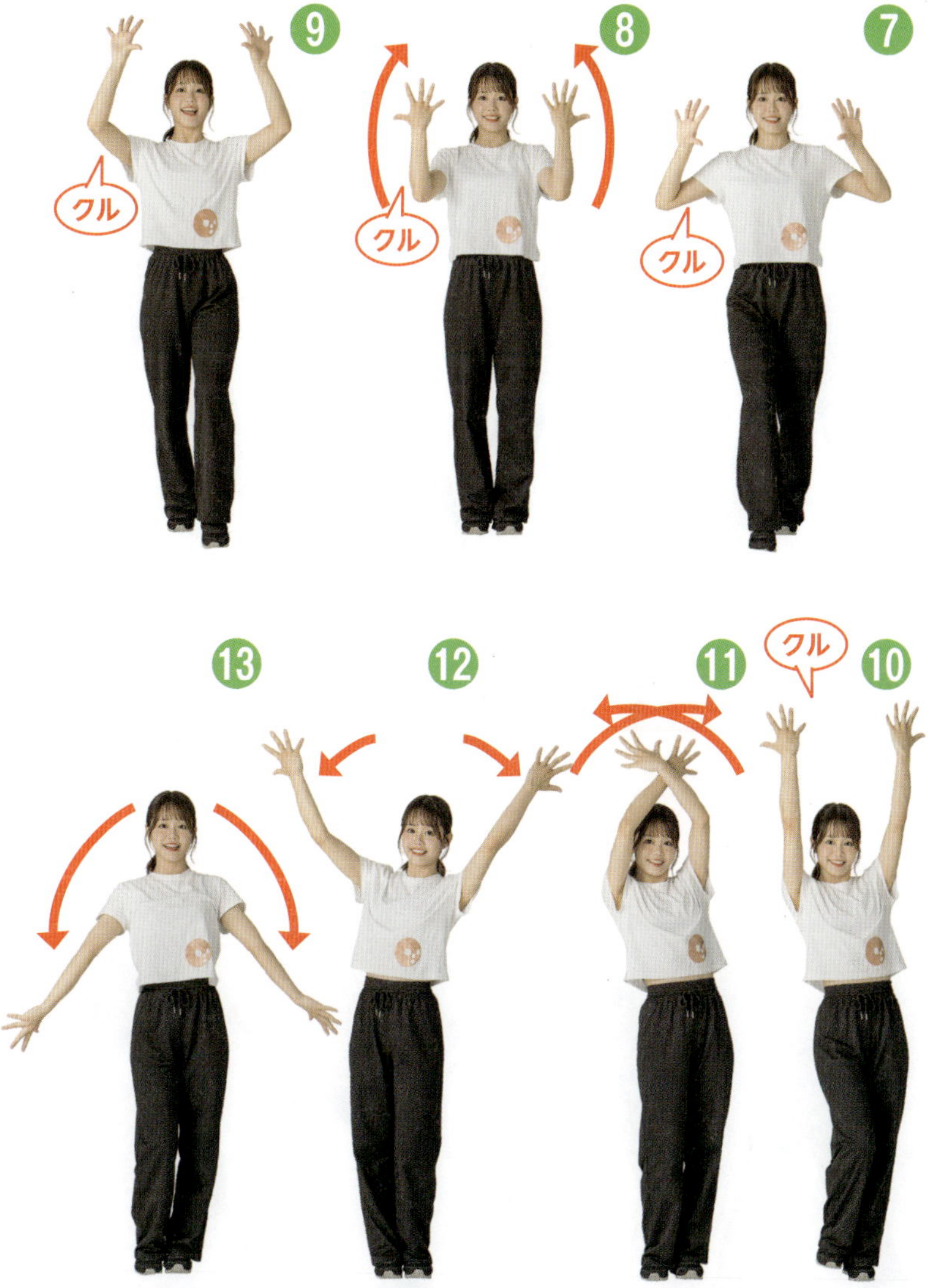

その後、手で目の上にひさしをつくりながら周囲を見渡し、合間に手を2回叩きます。

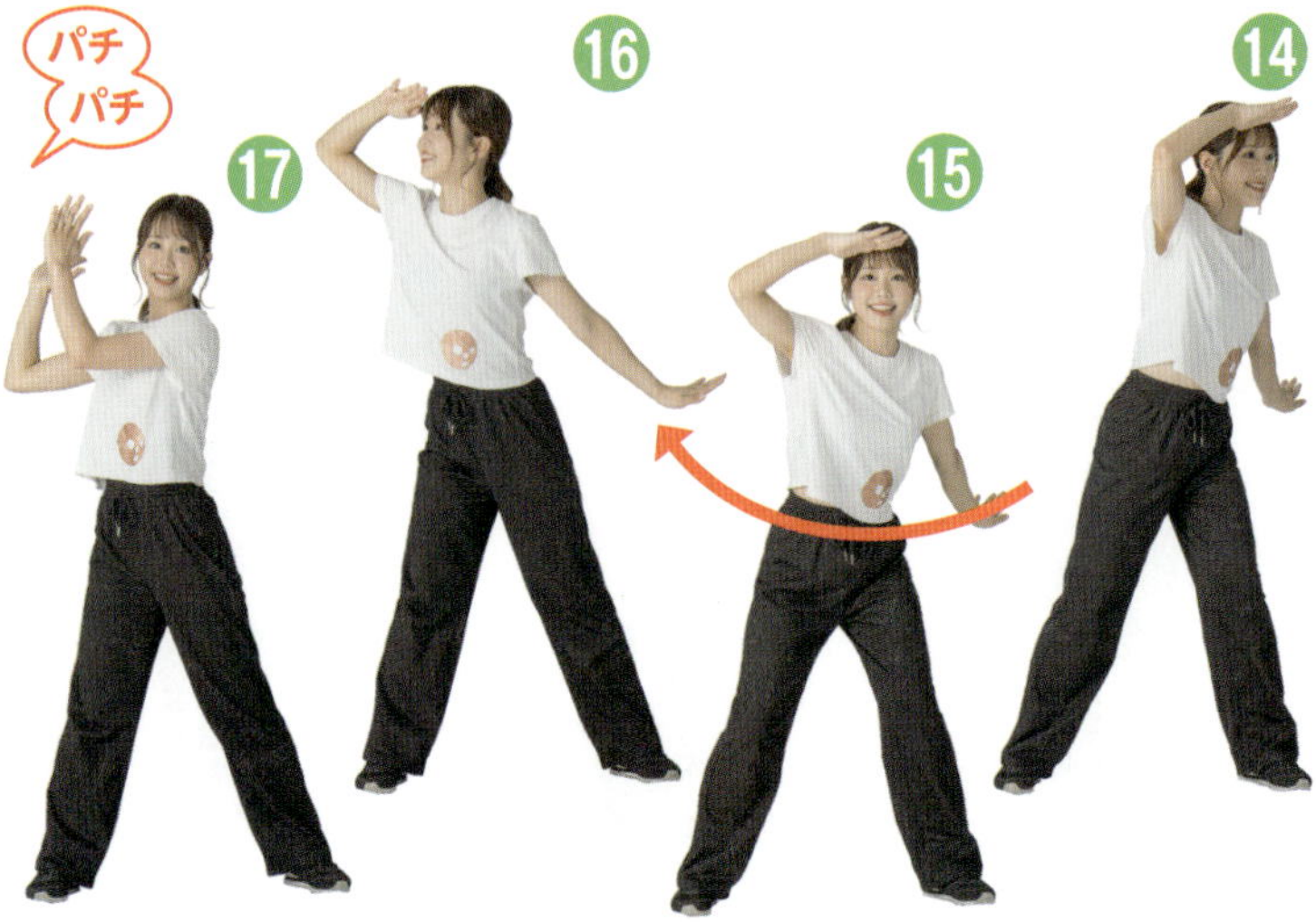

同じ動作を、左右を変えてもう一度行います。

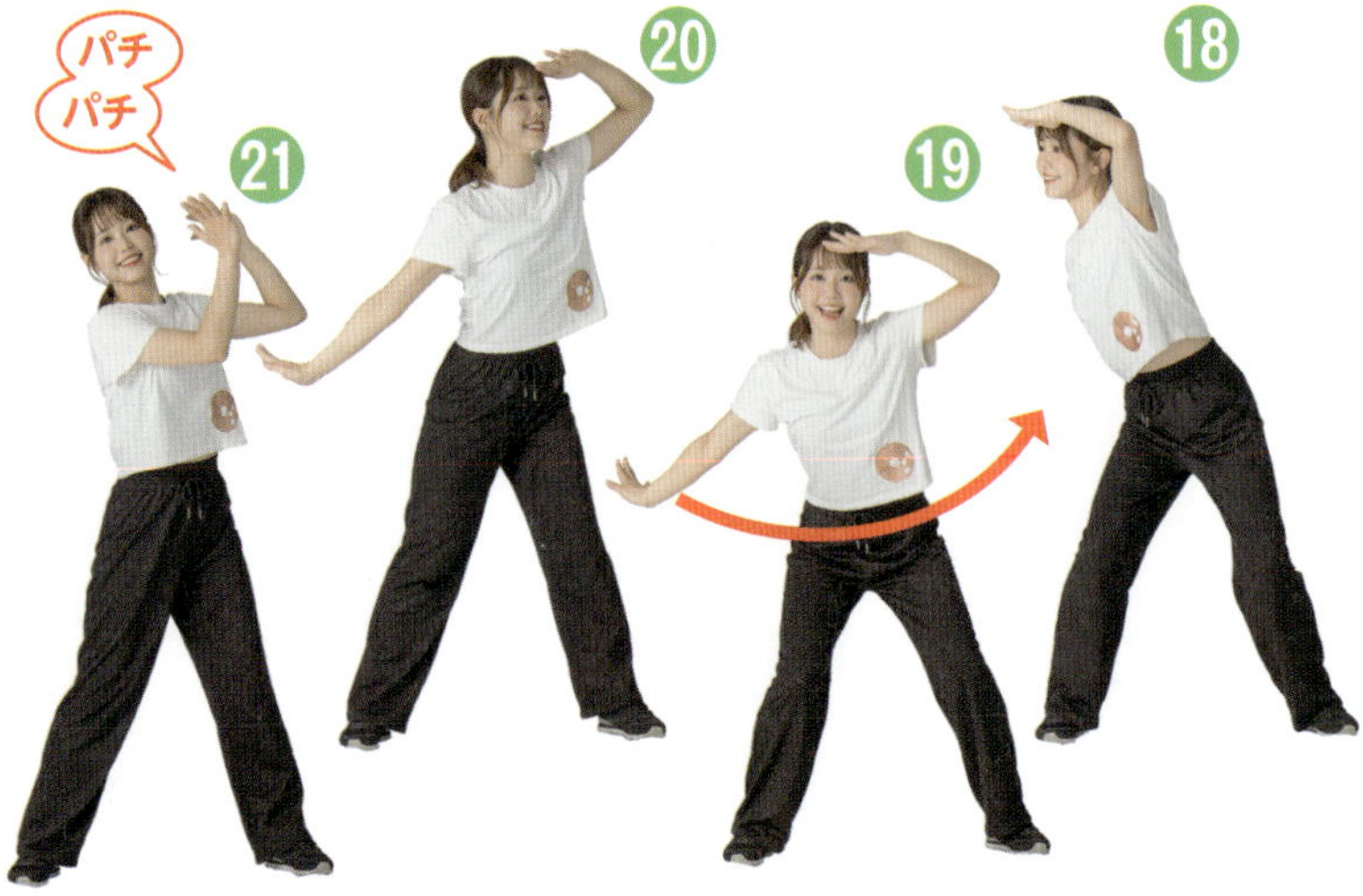

最後に、左右順番に上から下へ大きく手を動かしたら、両手で上から大きく円を描きます。

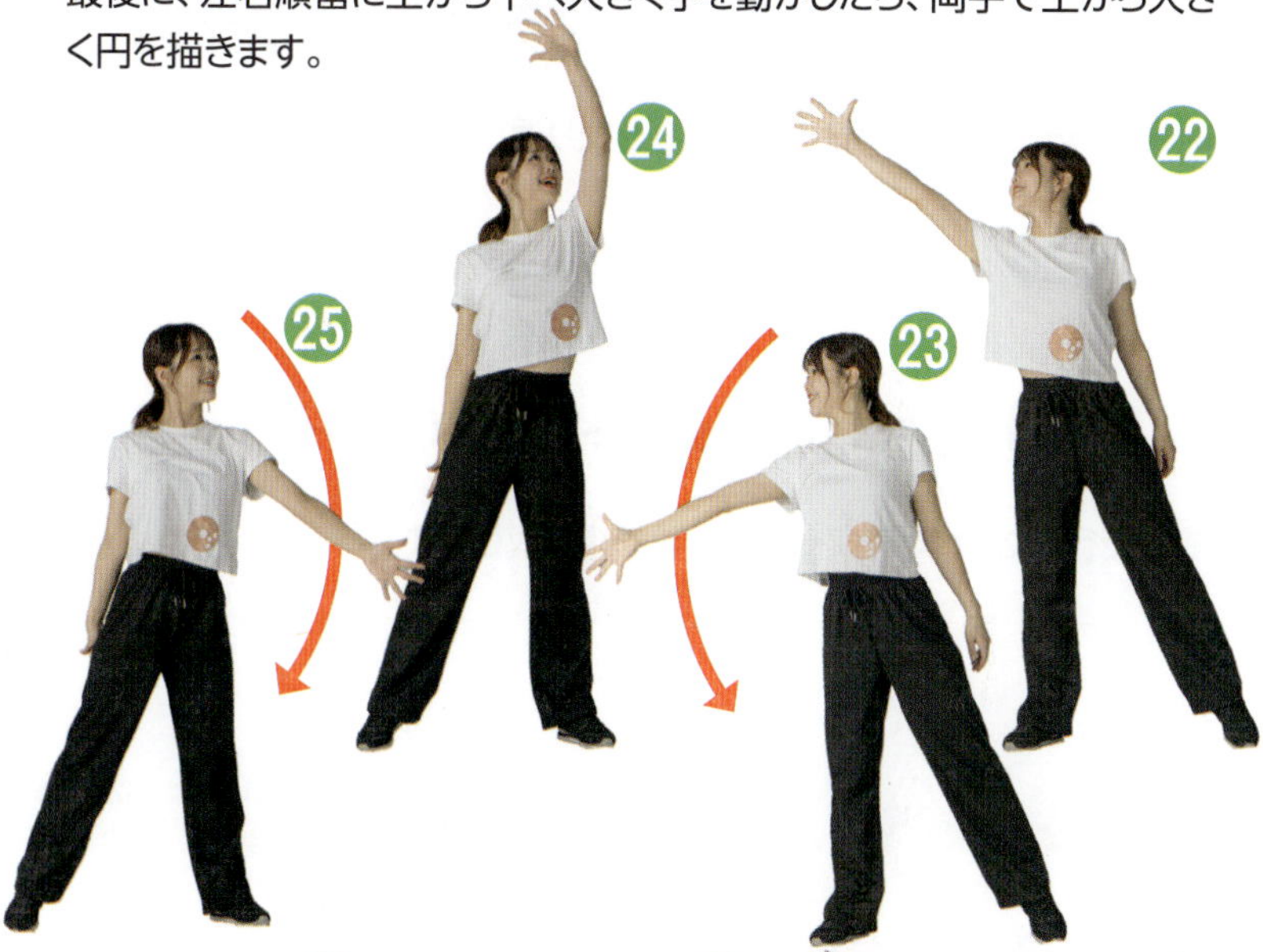

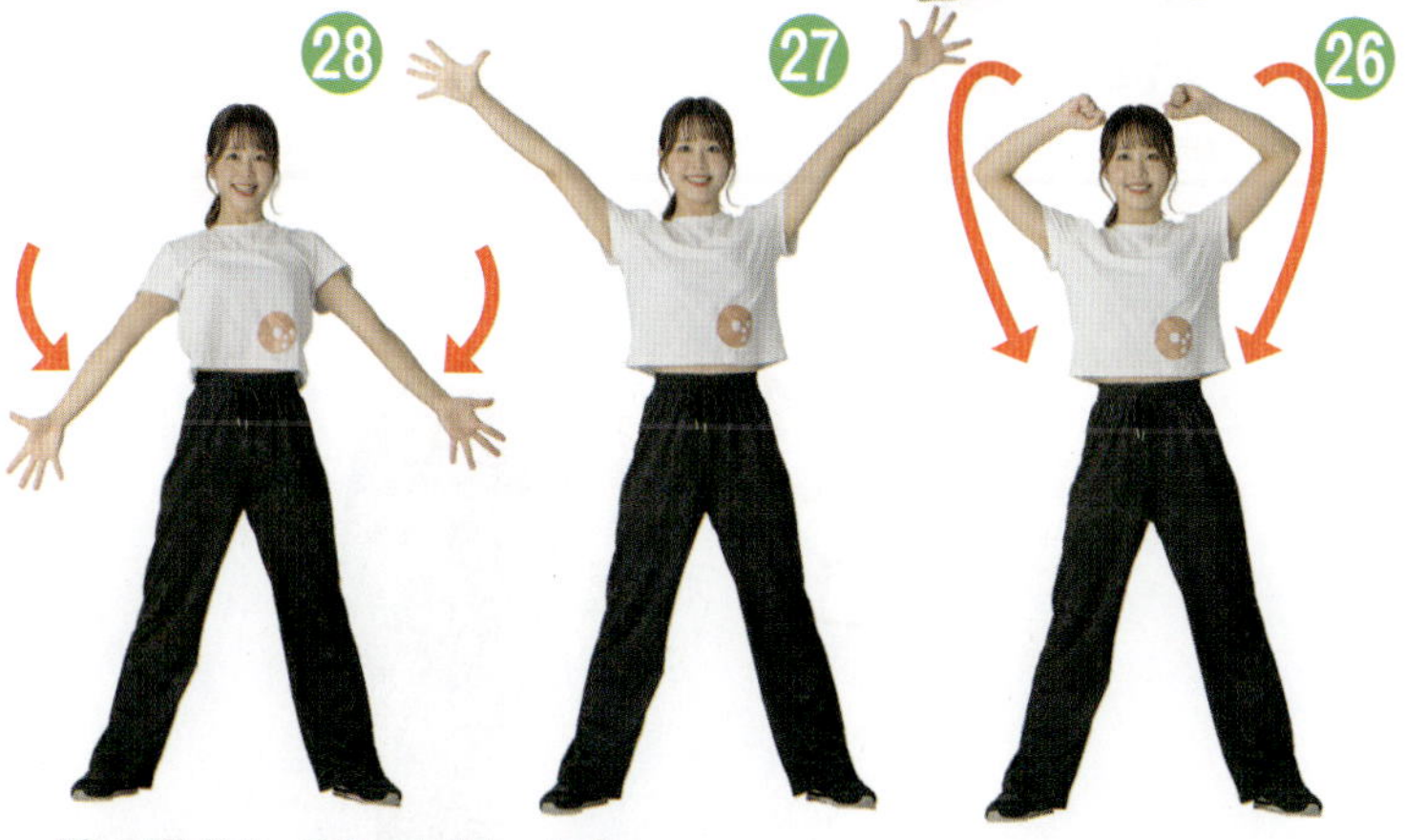

一連の動きを、2セット行います。
腕、肩、胴体、股関節・ひざ関節を組み合わせて使うので、運動感覚を養う効果があります。動画を見ながら、少しずつ自分の体の動きを手本に合わせていく過程を楽しんでください。

9 左右片足上げ + フラメンコクラップ

前半で行った動作（P86〜87の3）を繰り返します。

10 左右片足タッチ + フラメンコクラップ

前半で行った動作（P87〜88の4）を繰り返します。

11 フィニッシュポーズ

最後は、音楽に合わせてお好きな
決めポーズで終わります。

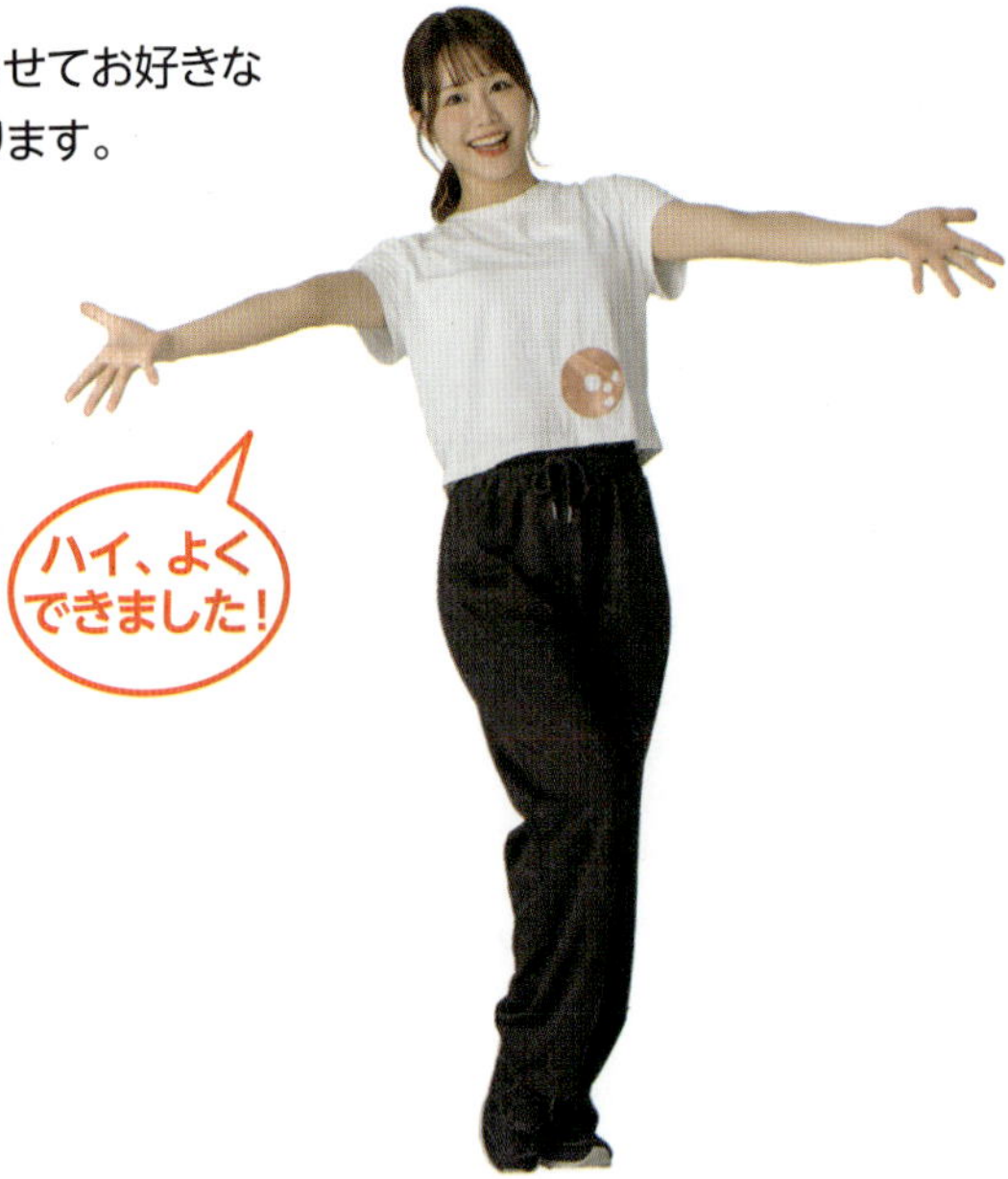

第4章

「グッド体操」「グッド歩行」でも脚の関節をいたわる！

股関節とひざ関節を助ける「グッド体操」

ここでは、主に股関節とひざ関節まわりの筋肉を維持・増強し、関節の可動域を広げてくれる「グッド体操」をご紹介します。

グッド体操は、私のクリニックでも手術前後の患者さんのリハビリに活用したり、診察を受けた患者さんにお勧めするなどしています。

股関節とひざ関節における痛みの緩和や予防などにも高い効果を示し、好評です。

大切なことは、**決して無理をしない**こと。

もともとグッド体操は、股関節とひざ関節が悪い方々のために、体重負荷をできるだけかけないように寝て行える運動にしています。それでも、ご自身の状態に合わせた負荷レベルを常に意識して行うようにしてください。

変形性関節症の初期段階では、ある程度動かしても痛みが出ることは少ないでしょう。

痛みがあるとしても、歩き始めや立ち上がろうとするときですから、いったん動き出せばし

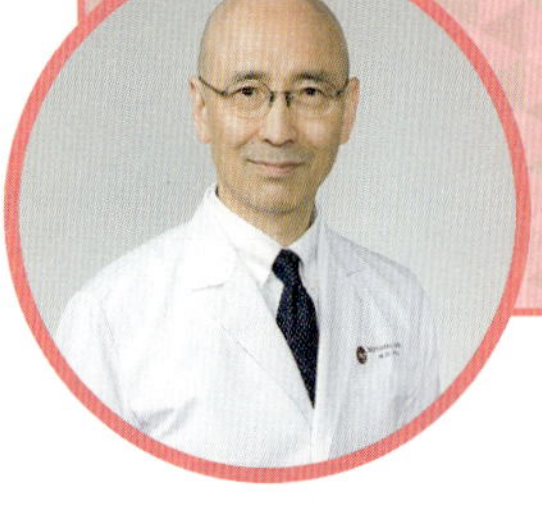

ばらくは痛むことなく歩いたり動いたりできるはずです。

この段階であれば、関節をある程度大きく動かして、周辺の筋肉に負荷をかける運動も可能です。関節の可動域の維持と改善の効果が見込めます。

しかし、安静にしていても痛い方や、関節を動かすと骨の変形によってゴリゴリ音がするような方は、変形性関節症が進行した末期の段階です。

関節を動かすことで、かえってその部分の関節痛を悪化させる危険性があるため、この段階では関節をあまり大きく動かさず、筋肉だけを緊張させる運動がいいでしょう。

関節をあまり動かさずに筋肉に負荷を与えられる運動を、「アイソメトリック・トレーニング」と言います。

たとえば、壁に腕を押しつければ腕の筋肉が緊張します。そのように、筋肉は関節を動かさなくても鍛えられるのです。

痛みが強い段階の方には、このような動かない運動がお勧めです。

また、こうしたストレッチや運動は、テレビを見たり、お気に入りの音楽をかけたりしながら行うと、楽しく長続きできるでしょう。

アイソメトリック・トレーニングの例

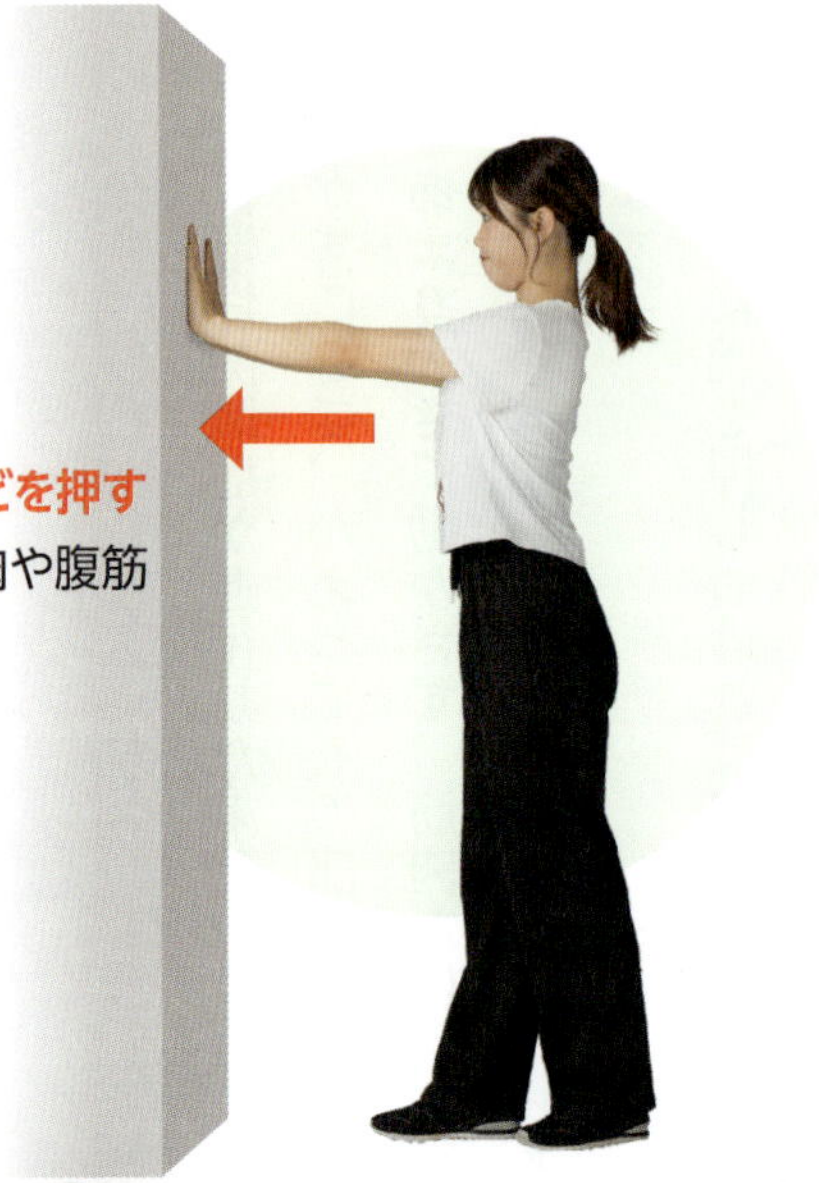

壁などを押す
⇒胸の筋肉や腹筋

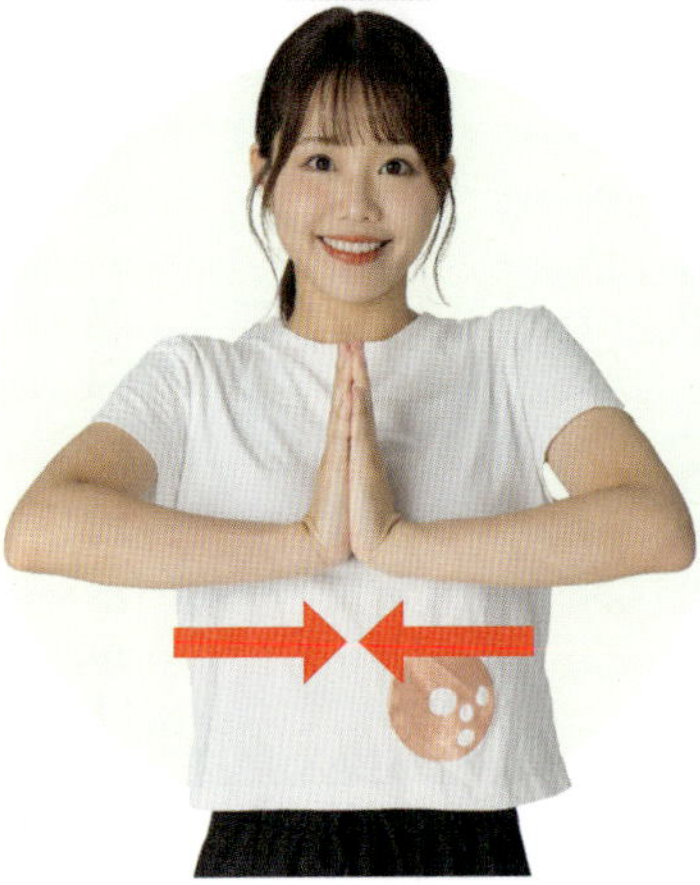

手の平を押しつける
⇒胸の筋肉

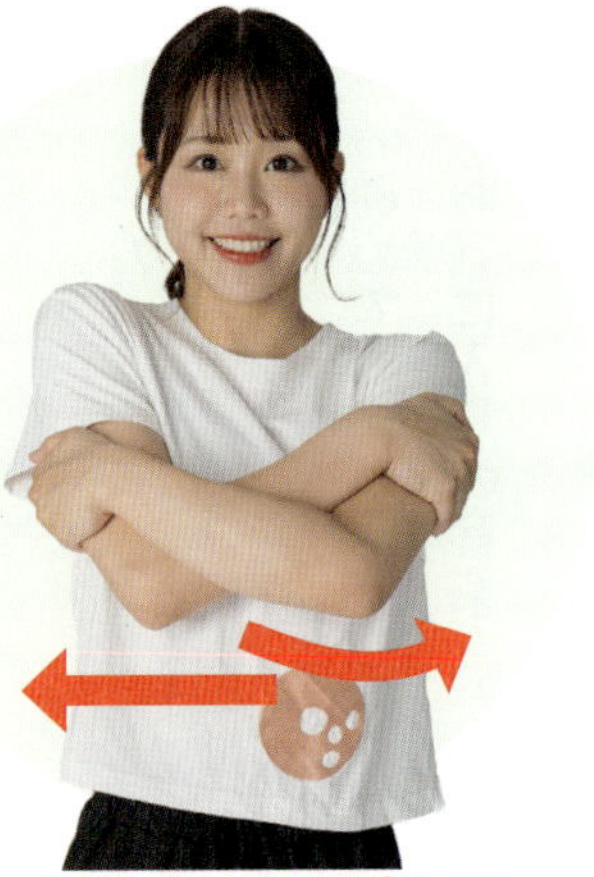

片手で片手を固定してから腕を開く
⇒背中や肩の筋肉

体操前のストレッチいろいろ

グッド体操を行う前に、まずは体を温めるためのストレッチを行いましょう。

体のどこかに違和感がある方は、決して無理をせず、痛くならない範囲で体を動かしてください。

もしストレッチ中に少しでも痛みや違和感が出たら、そこでいったん中止してしばらく安静にし、関節を休ませてあげましょう。

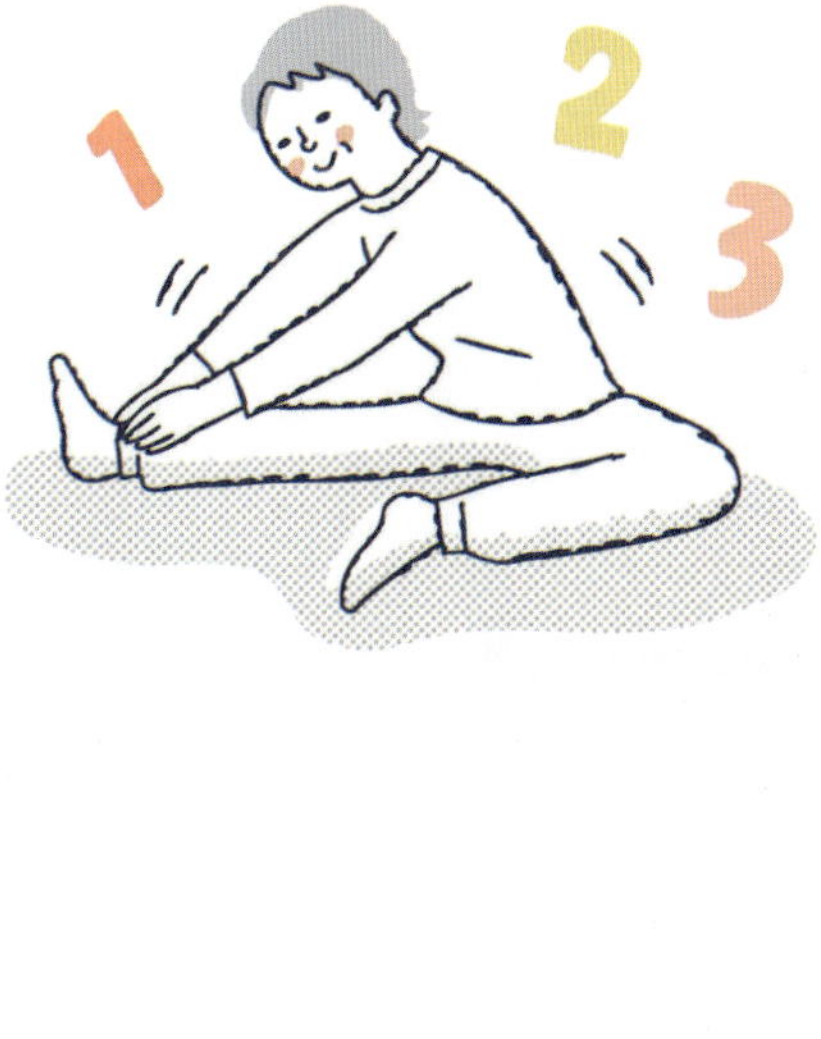

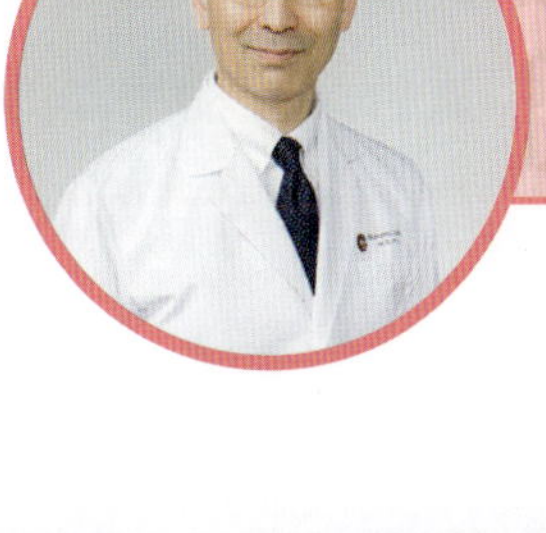

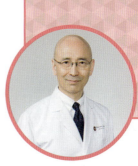

1 肩のストレッチ

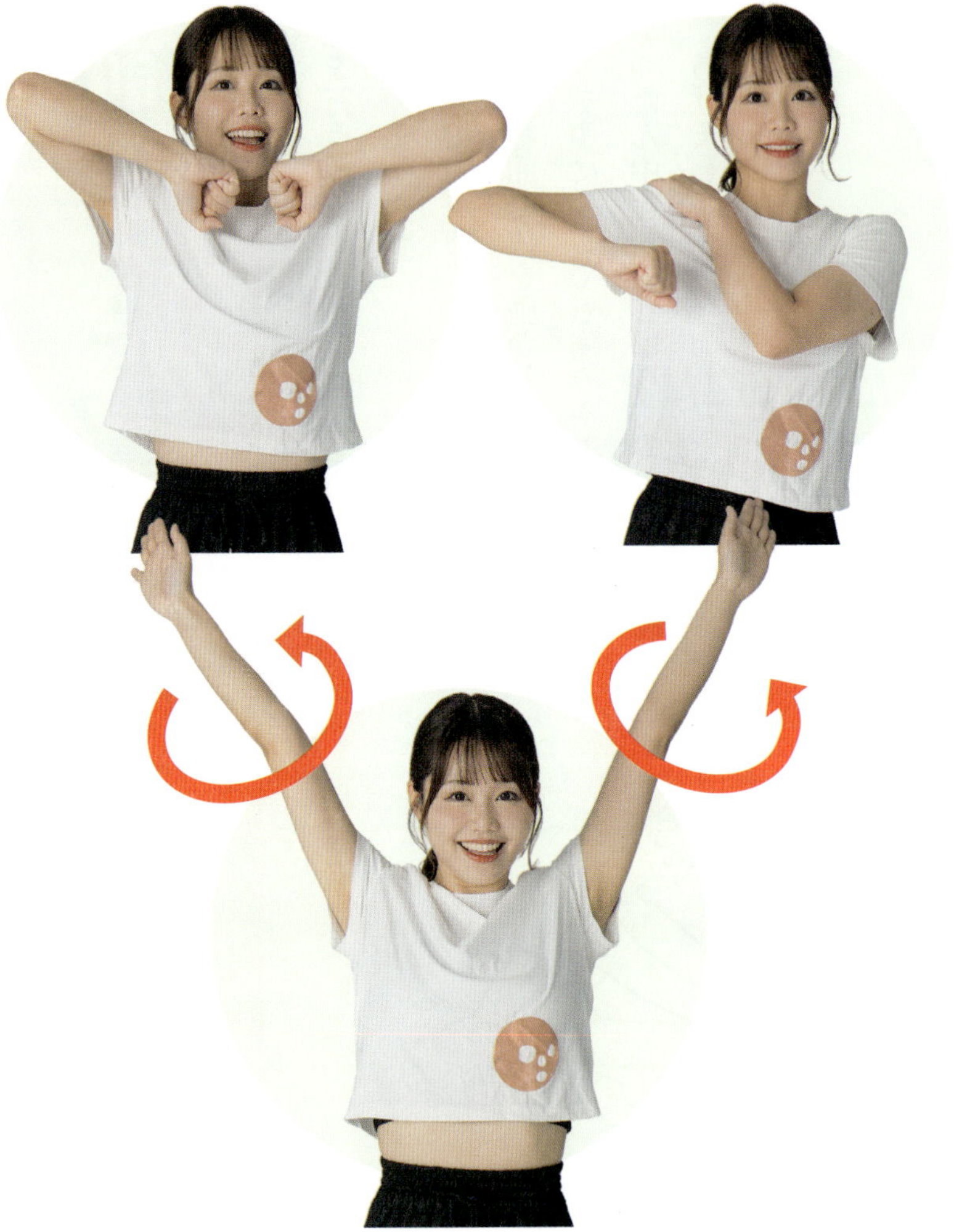

肩がほぐれるまで、前後にクルクル回しましょう。

2 首のストレッチ

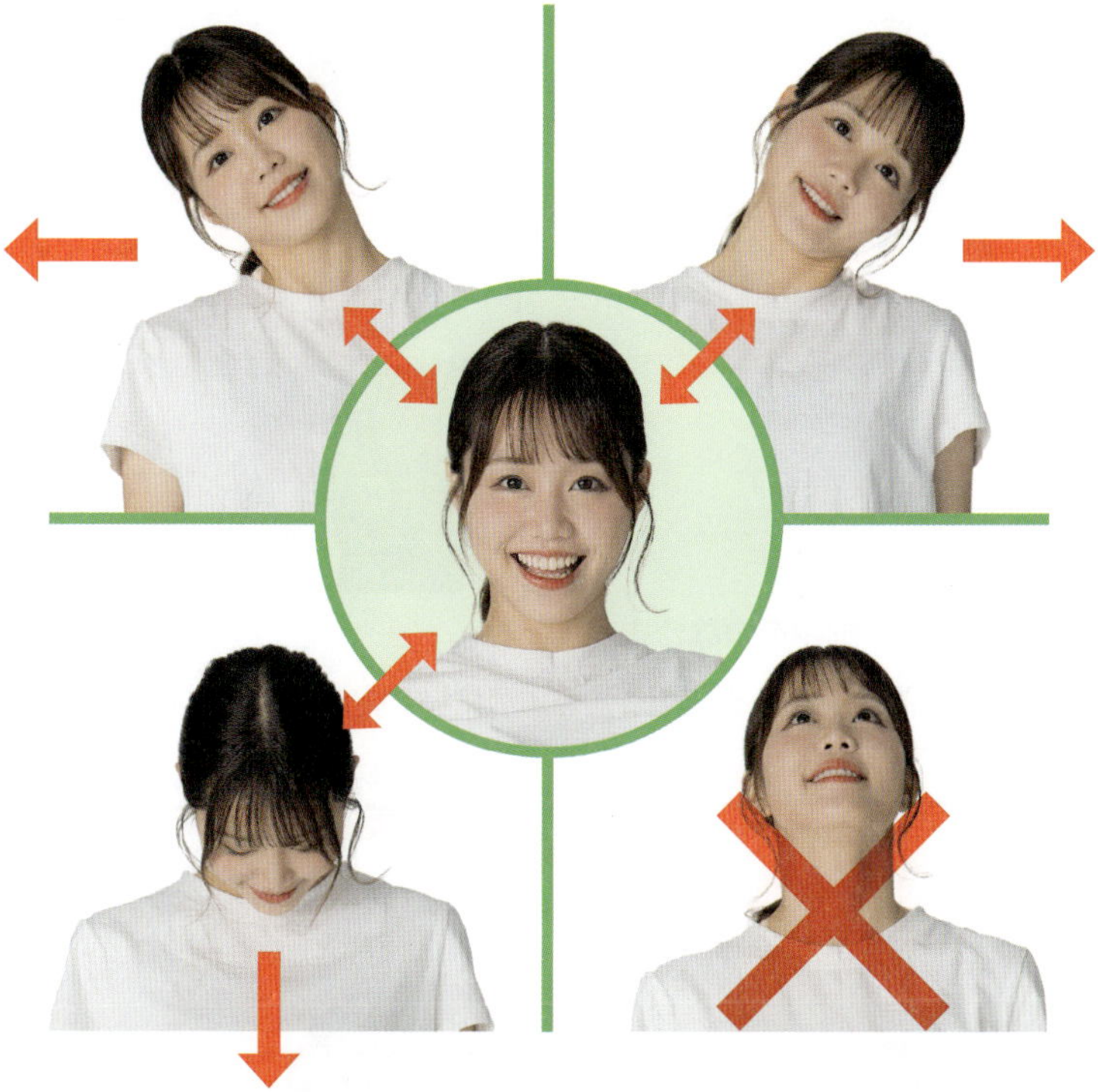

左右、前に首を軽く傾けて（※危険なので後ろには傾けないでください）
約10〜15秒そのままの姿勢を保ち、もとのまっすぐな位置に戻します。

3 胸のストレッチ

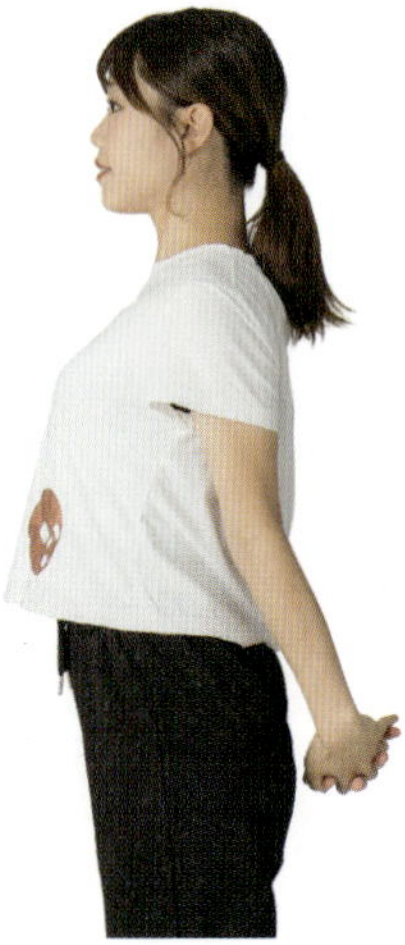

① 腰の後ろで両手をつなぎます。
② 両肩の肩甲骨《けんこうこつ》を後ろに引っ張るようにして胸の筋肉を伸ばします。

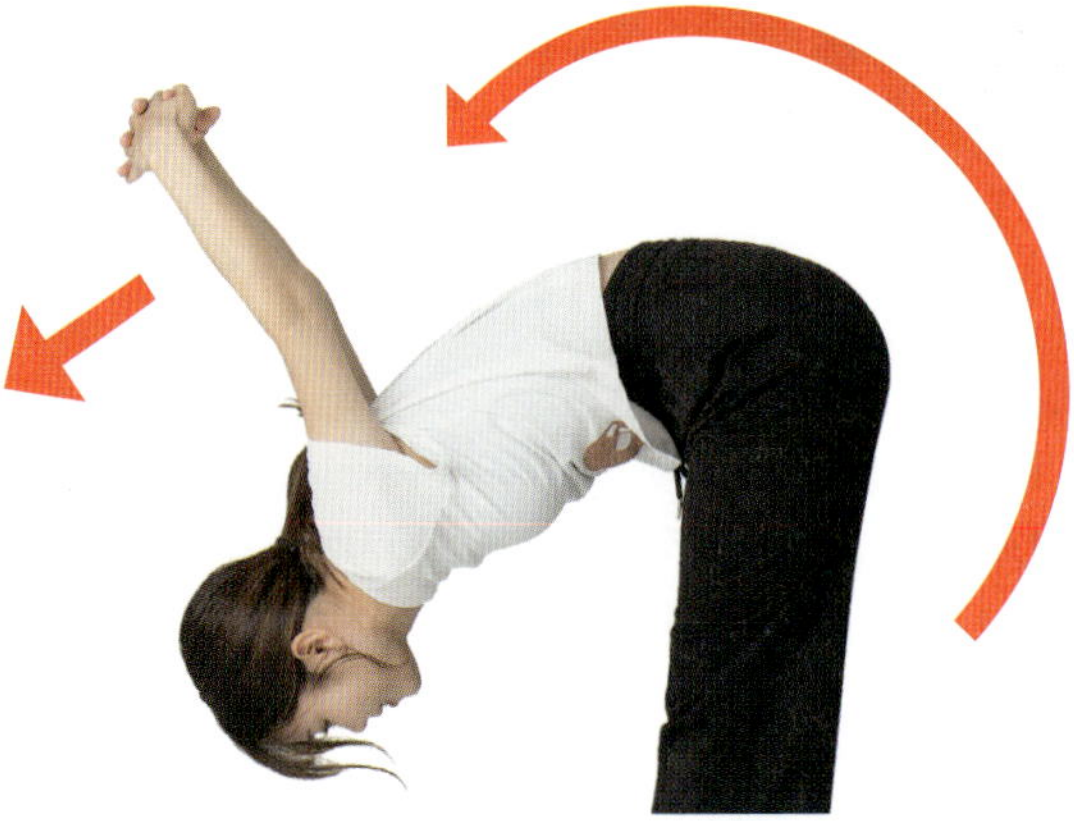

③ そのままおじぎをするように上体を前に倒し、後ろでつないだ両腕を上に持ち上げると、胸や肩の筋肉も伸ばせます。

4 わきのストレッチ

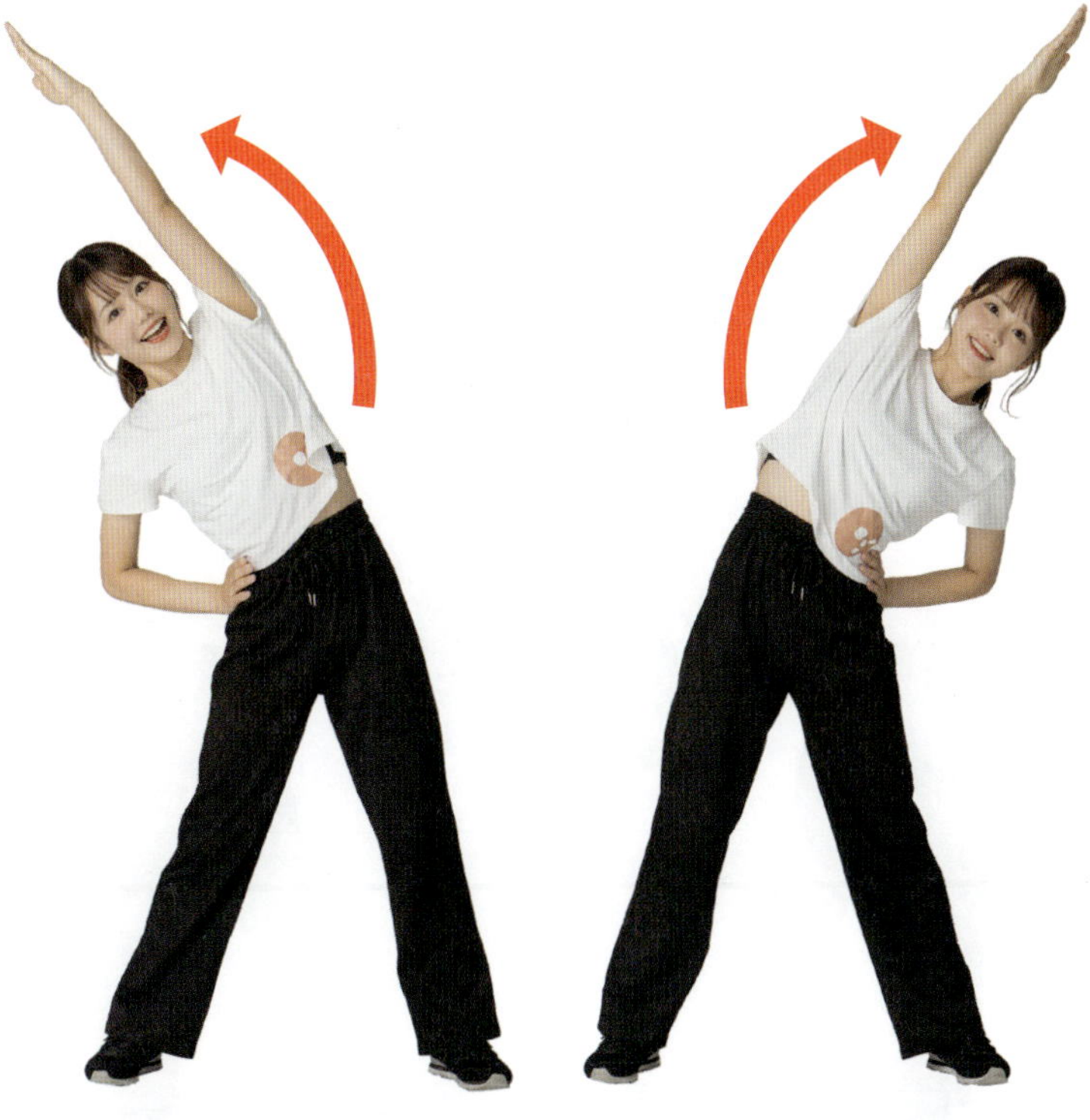

1. 足を肩幅に開き、片腕を上げて耳につけます。もう片方の腕を腰のあたりに置き、ゆっくり上体を横に倒します。
2. できるところまでわきを伸ばしたら少し止め、態勢を戻します。
3. 腕を替えて同じことをやります。

※高齢の方は無理をすると筋肉を傷める危険がありますので、曲がるところまでで必ず止めてください。息をしながら行いましょう。

5 股関節のストレッチ①

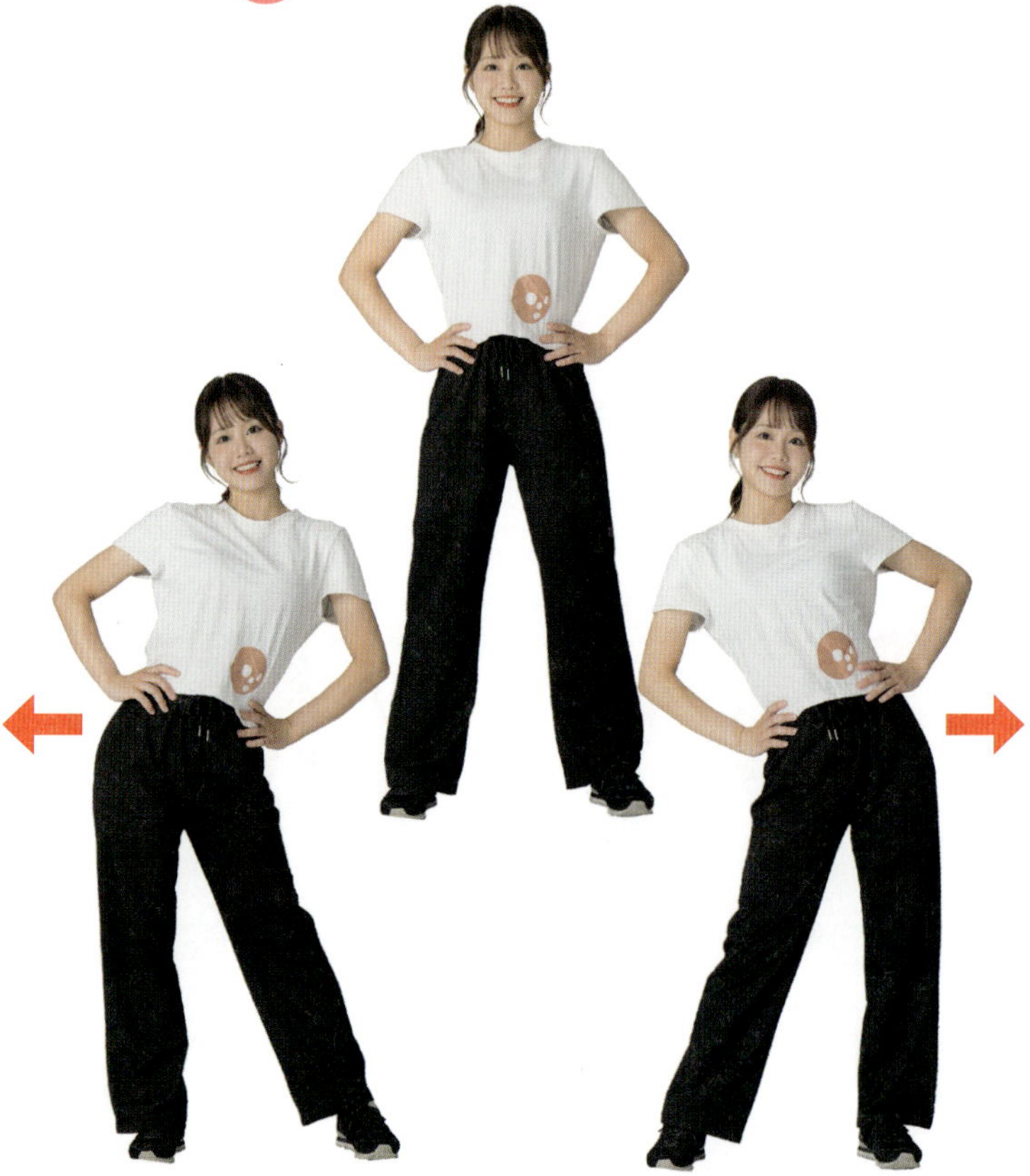

1. 両足を肩幅よりやや大きめに広げて立ちます（背中・腰・ひざはまっすぐに伸ばします）
2. 腰だけゆっくり左右に動かします。
3. 骨盤から太ももの外側に張りを感じたら、その方向で5秒間止まって、硬くなった筋肉を伸ばします。

※腰を振るときは反動をつけないでください。

6 股関節のストレッチ②

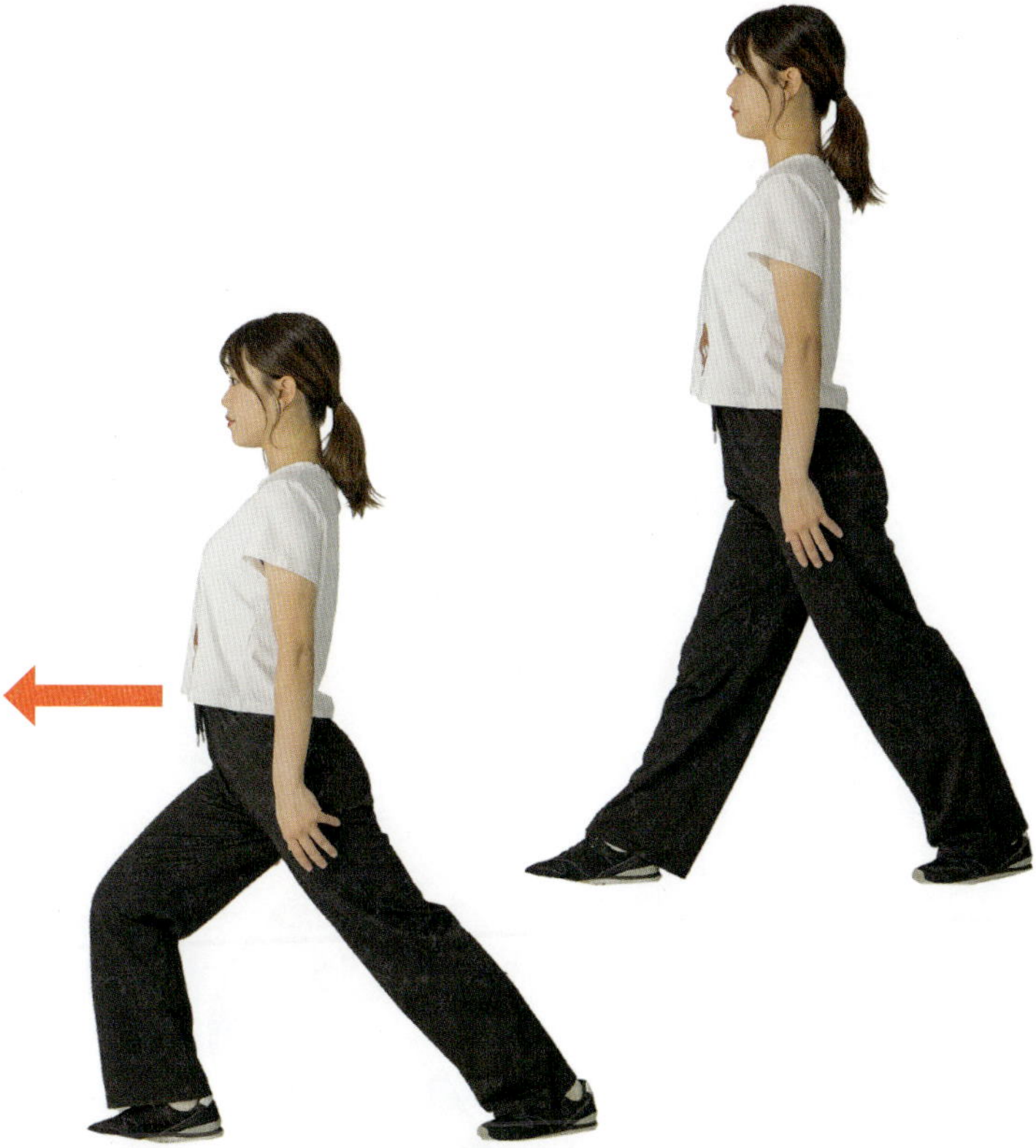

1. 両足を肩幅よりやや大きめに広げます。
2. ストレッチする足を1歩後ろに引きます（つま先はまっすぐのまま）。
3. 前に出ている足のひざをゆっくり曲げます（そのとき、両足のかかとは床につけたまま）。
4. 後ろに引いている足の太もものつけ根あたりを、痛みが出ない程度に5秒くらい伸ばします。
5. 足を替えて同じことをします。

7 ひざ関節のストレッチ

1. 足を肩幅に開き、片足を少し前に出します。軸足を少し曲げ、前に出した足を伸ばします。
2. 前に出した脚のかかとを支点にして、つま先をできるだけ自分のほうに倒し、太ももやひざの裏側が伸びるようにします。このとき、両手は軸足の太ももに置き、体重を支えます。
3. 足を替えて同じことをやります。

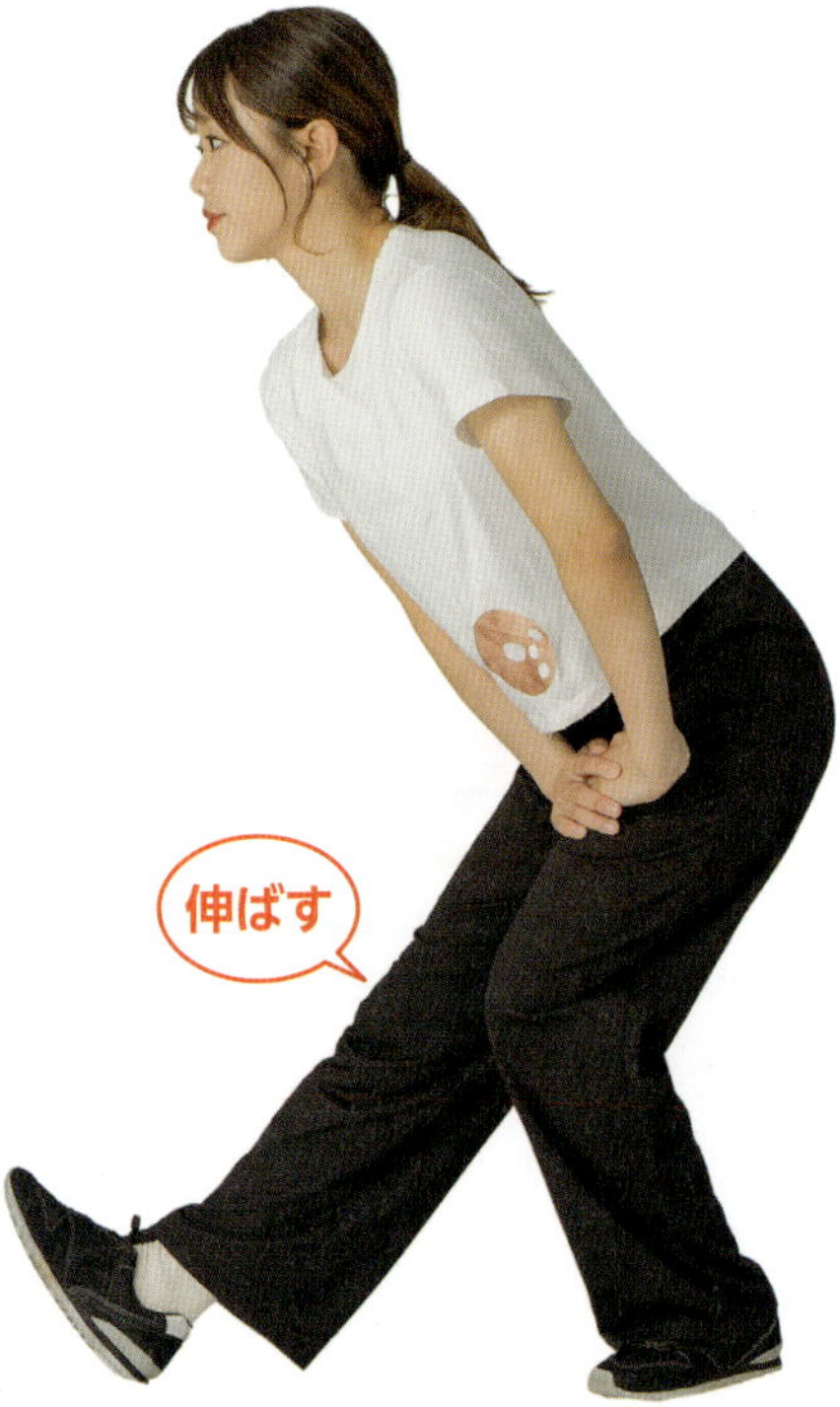

8 アキレス腱(ふくらはぎ)のストレッチ

1. 自然に立った状態から、片足を70〜80cmほど踏み出します。
2. 体重を少しずつ前の足に移し、後ろの足がまっすぐ伸びるようにします。このとき、つま先はしっかり前を向いているようにしましょう。
3. 足を替えて同じことをやります。

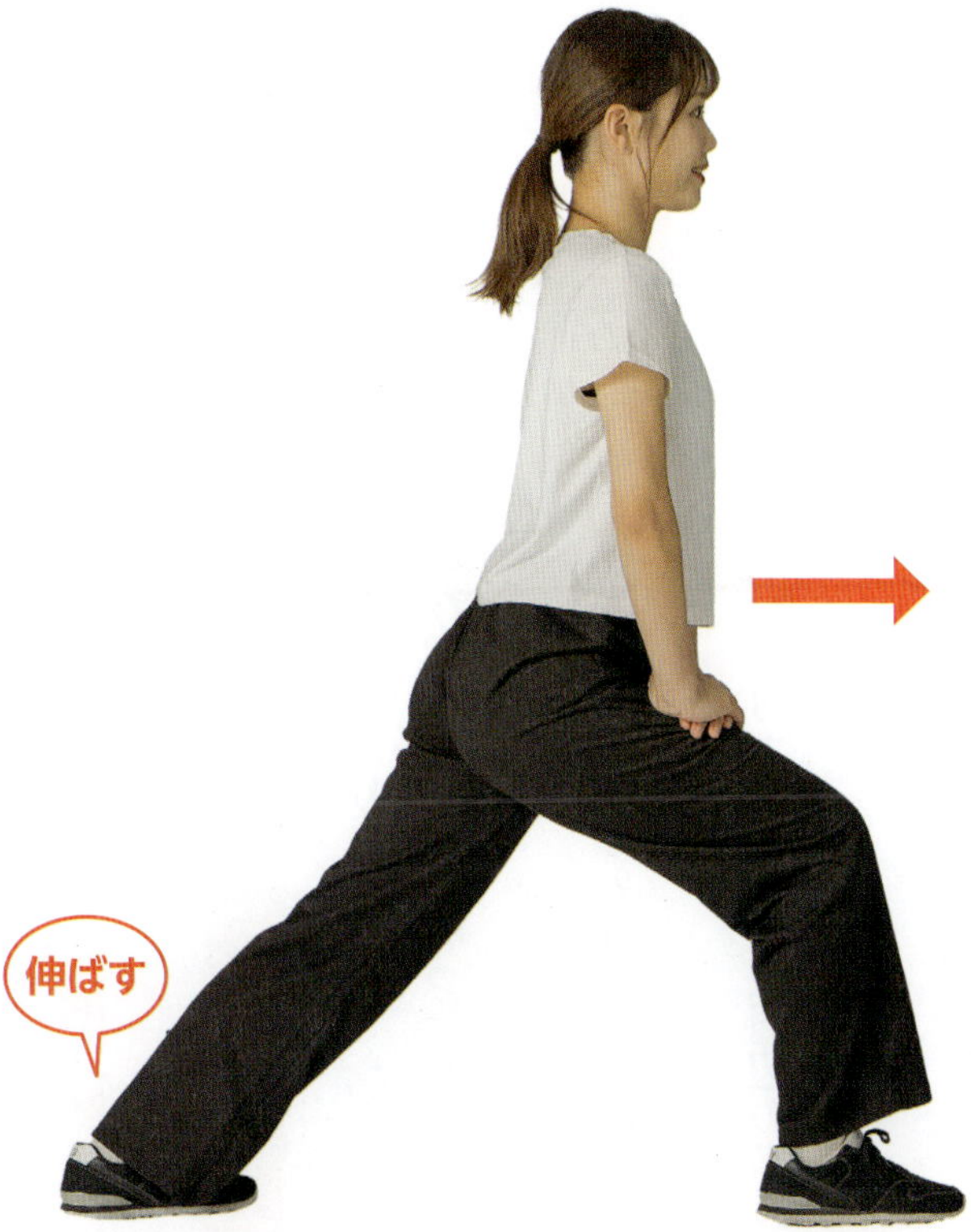

※痛みがつらいときはやらないでください。

実践！グッド体操

負荷レベル1

関節痛が重度で安静時に痛みがある人向け

～関節は動かさず、全身のバランスを整える～

●痛みがひどい人のための体操

関節の痛みが激しい方は、関節を動かす運動は避けなければなりません。

しかし、**まったく動かさなくなると、今度は股関節やひざ関節が硬くなったり、関節周辺の筋肉が落ちたりしてしまいます。**

負荷がごく軽い、関節を動かさずに周辺の筋肉を鍛えられる負荷レベル1の「グッド体操」は、そうした状況にピッタリの運動です。

それぞれのグッド体操で鍛えられる筋肉も、図中に示しておきます。下肢周辺の多くの筋肉を刺激できるので、参考にしてください。

グッド体操 1 ひざ伸ばし体操

太ももの前側の筋肉(大腿四頭筋《だいたいしとうきん》)に効果がある体操です。

大腿四頭筋を鍛えると、股関節の屈曲や、ひざ関節の伸展の力が強くなります。

あお向けに寝たままひざを伸ばし、ひざのうしろ側を床に押しつけるようにします(これにより、大腿四頭筋を意識的に収縮できます)。

収縮させる時間は1回あたり6秒間で、15〜20秒間の休憩を入れつつ、3回収縮させてください。

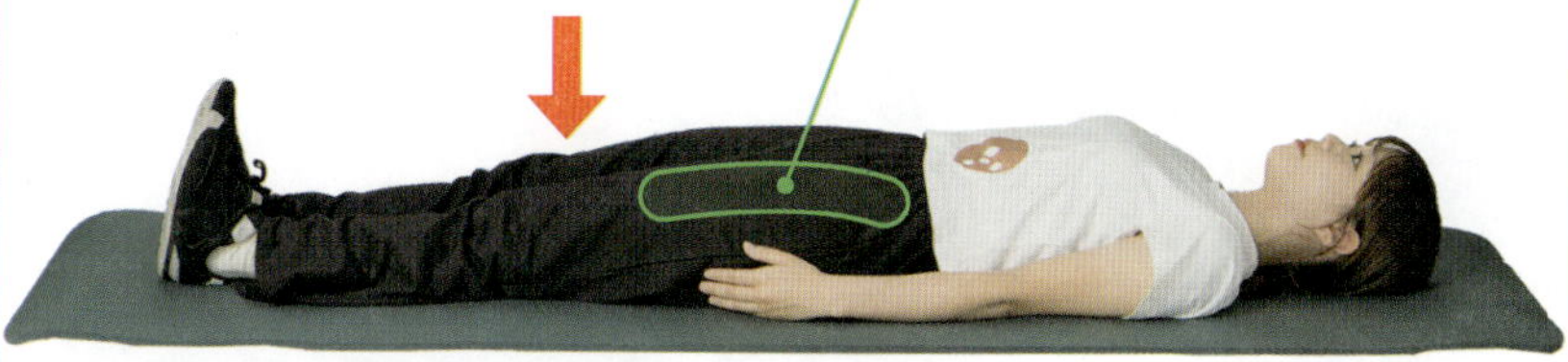

この運動を1週間のうち5日ほど、毎日1セット行うだけで、7週目には大腿四頭筋の筋力が25%アップしたという研究報告があります。
この体操は座ったままでも行うことができます。

グッド体操 2 脚開き体操

主におしりの外側の筋肉(股《こ》関節《かんせつ》外転《がいてん》筋群《きんぐん》)や、太ももの外側の筋肉に効果がある体操です。

あお向けに寝たまま、ひざや太ももの下のほう(大腿遠位部)にタオルやバンドなどを巻き、脚を広げるように力を入れます。

ひざが動かないように縛ってあるので、実際には股関節はほとんど開きませんが、脚を開く筋肉が鍛えられます。

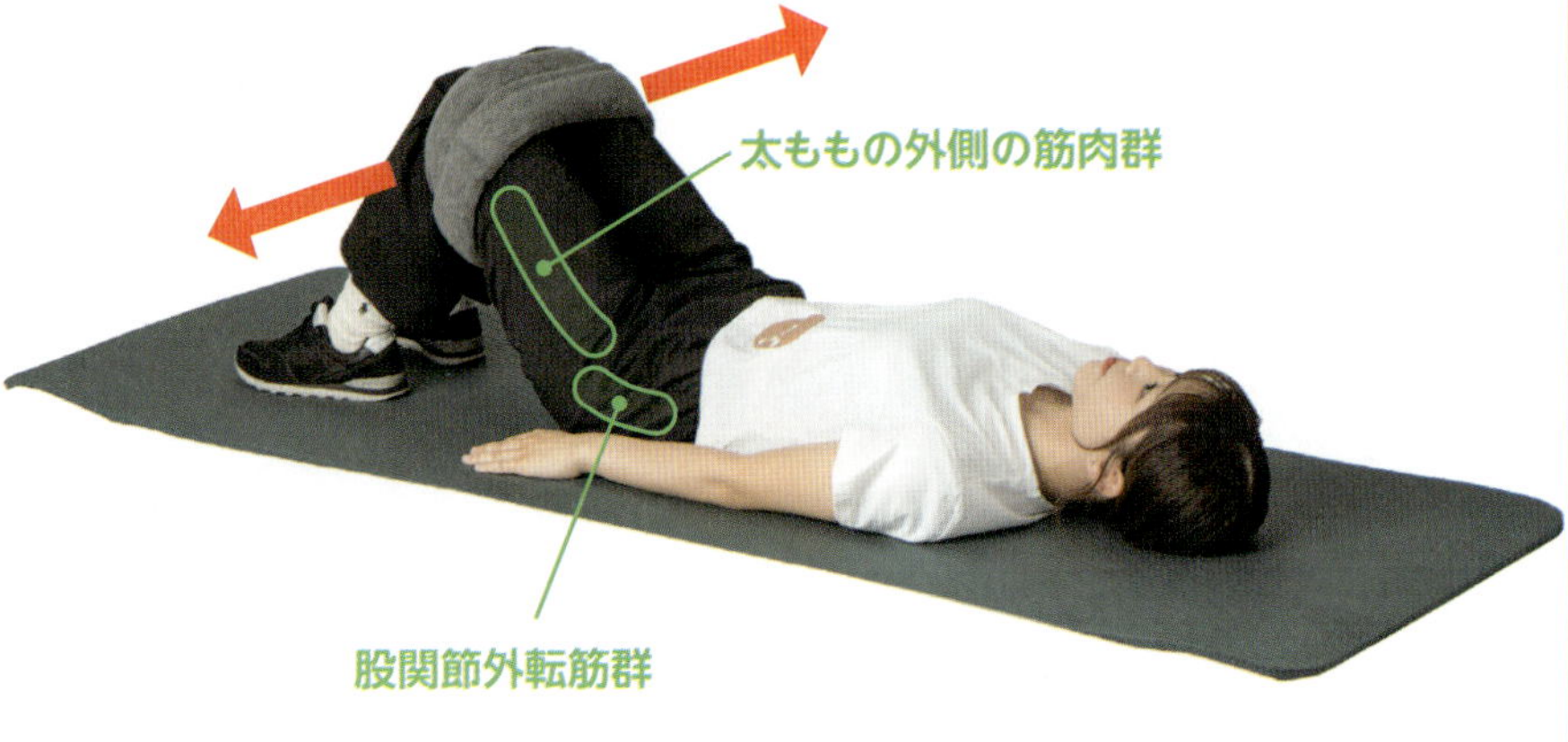

回数は「グッド体操① ひざ伸ばし」と同じで、1回あたり6秒間の収縮で、15〜20秒間の休憩を入れて計3回です。
これを1週間のうち5日ほど、毎日1セット行います。この体操も、座ったままで行えます。

グッド体操 ③ 脚閉じ体操

主に太ももの内側の筋肉（股関節内転筋群《ないてんきんぐん》）に効果のある体操です。あお向けになり、枕や折りたたんだバスタオル、やわらかいゴムボールなどをひざ関節の内側に挟み、力を入れて脚を閉じる動きを行います。これで、関節をほとんど動かさないで脚を閉じる筋肉を鍛えることができます。

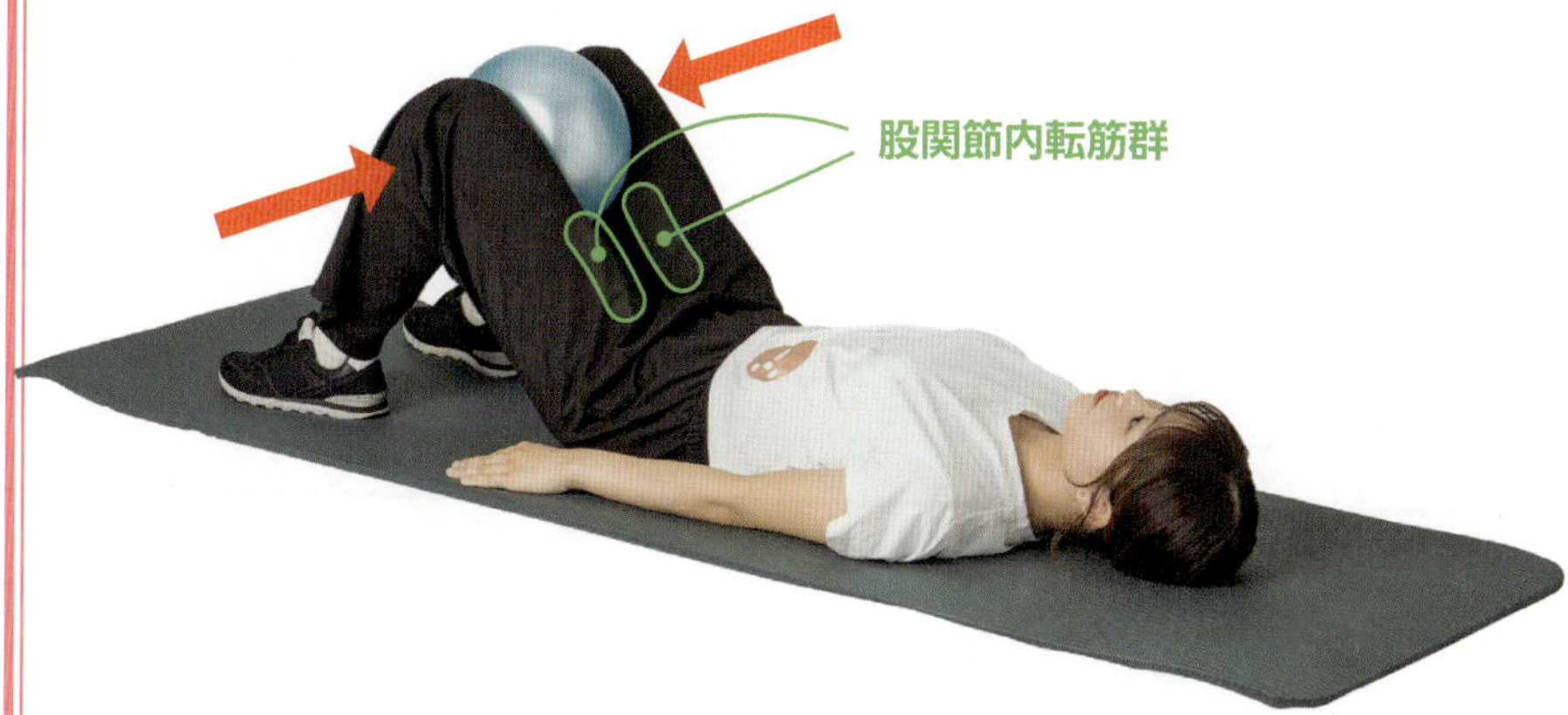

回数は「グッド体操①②」と同じです。1回あたり6秒間収縮して、15～20秒間の休憩を入れて計3回。これを1週間に5日ほど、毎日1セット行います。
この体操も、座ったままでも行えます。

負荷レベル2

関節に痛みがないか、軽度から中程度の痛みがある人向け

●軽度から中程度の痛みがあっても実践できる！

歩き始めや立ち上がるときだけ、あるいは、ある程度歩いたあとに痛みを感じるようなケースでは、関節を多少動かす運動に取り組んでも、まだ大きな問題は生じません。

負荷レベル2のグッド体操では、運動不足で弱ってしまった下半身の筋力を徐々に高め、全身のバランスを矯正することが目的となります。

なお、このレベルの体操では、できるだけ負荷をかけて行うようにしましょう。

足首に巻くタイプのおもりをつけるのがお勧めです。左右それぞれ500gから始めます。その状態で脚を上げてみて、10回ようやく脚が上がる重さに調節しましょう。11回以上、簡単に脚が上がるならば、500gずつおもりを増やしていきます。

そのうえで、1セット10回で1週間に2～3日、1日2セットを目安に行います。

体操するときには力を抜くことなく、ゆっくりと動作をして、筋肉に力を入れ続けることを意識してください。

ゆっくり動作を行うと、血液の筋肉への供給が制限され、速筋線維が利用されるので効率的に筋力トレーニングを行えます。

※写真では足首のおもりをつけていませんが、できるだけ自分に合った重さのおもりをつけてください。

グッド体操 4 脚の前上げ体操

主に股関節を曲げる筋肉（股《こ》関節《かんせつ》屈曲《くっきょく》筋群《きんぐん》）や、ひざ関節を伸ばす筋肉（大腿四頭筋）に効果がある体操です。

1 あおむけになって3〜5秒かけてゆっくりと足を持ち上げます。

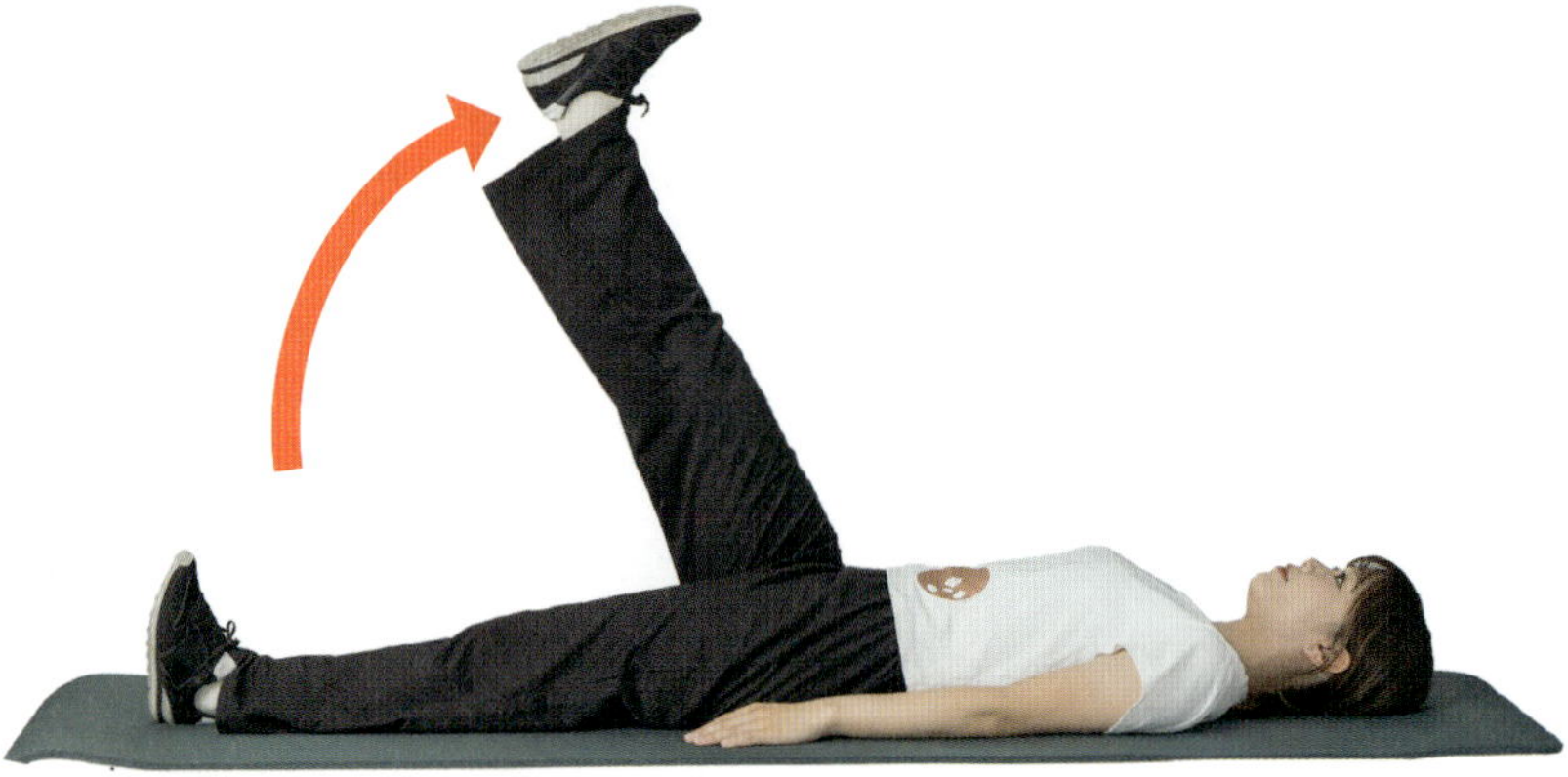

2 同じく3〜5秒かけて足をゆっくりと下げていきます。

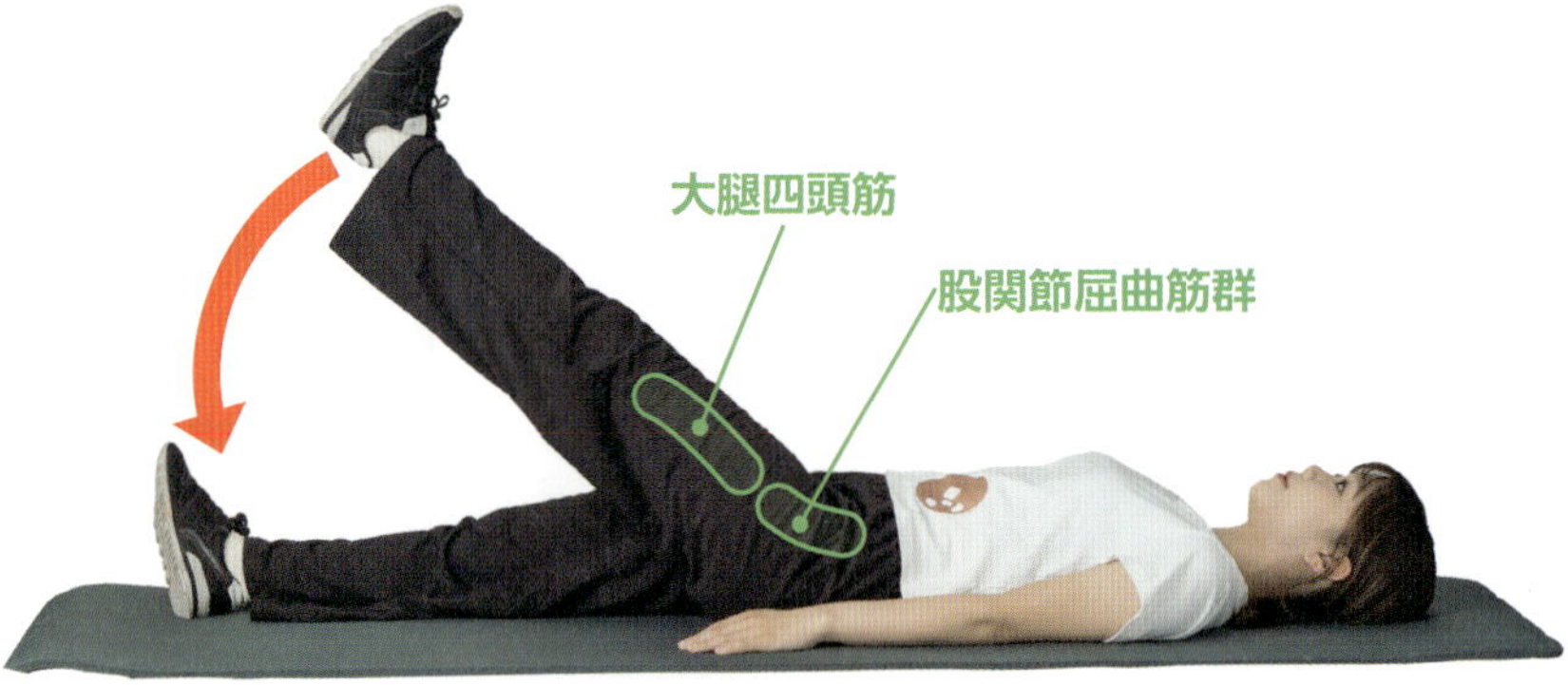

片脚あたり10回（1セット）を2セットずつ行いましょう。

グッド体操 5 脚の後ろ上げ体操

主に股関節を伸ばす筋肉(股《こ》関節《かんせつ》伸展《しんてん》筋群《きんぐん》)に効果のある体操です。

1 うつぶせの状態で3〜5秒かけてゆっくり足を持ち上げます。

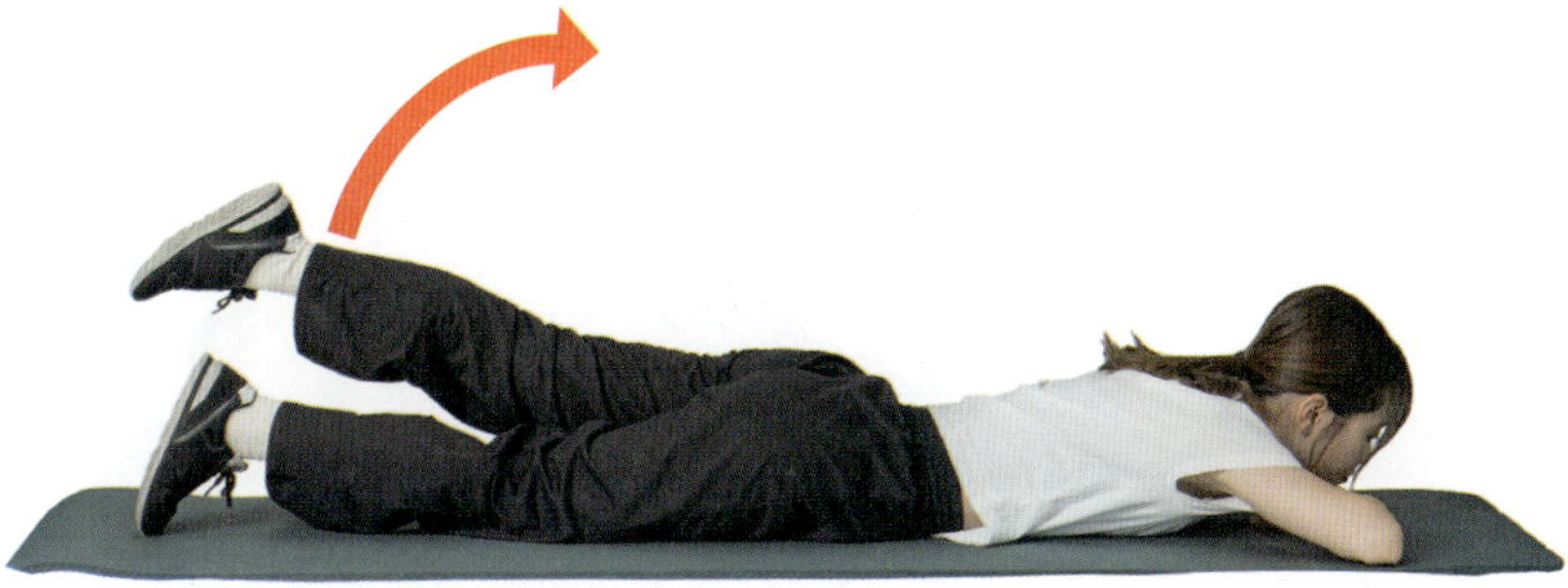

2 同じく3〜5秒かけてゆっくりと足を下げていきます。

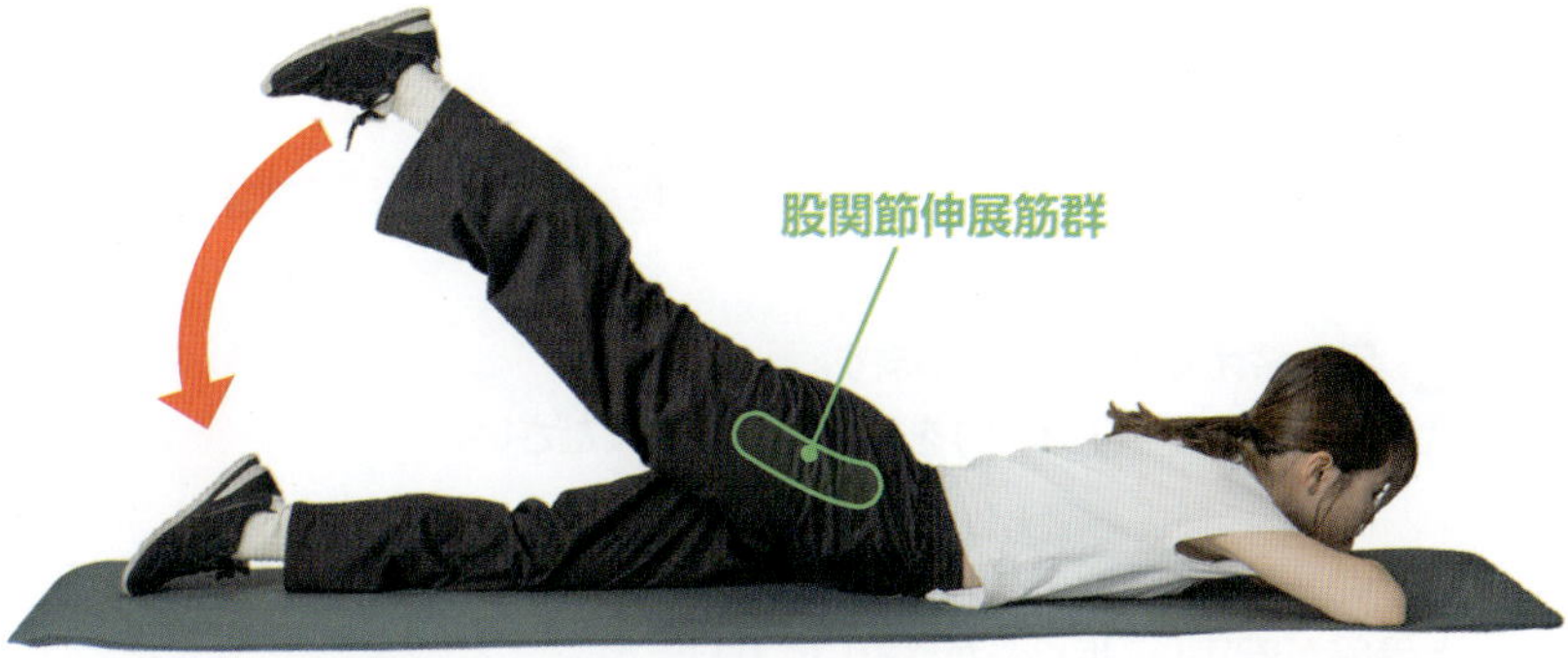

片脚あたり10回(1セット)を2セットずつ行ってください。

グッド体操 6 脚の横上げ体操

主に股関節を外側に開く筋肉（股関節外転筋群）に効果のある体操です。

1 横向きに寝転がり、上側の足を3〜5秒かけてゆっくり持ち上げます。

※ゆっくり上げ下げするのがむずかしいようであれば、足を上げた状態で4、5秒静止させてください。

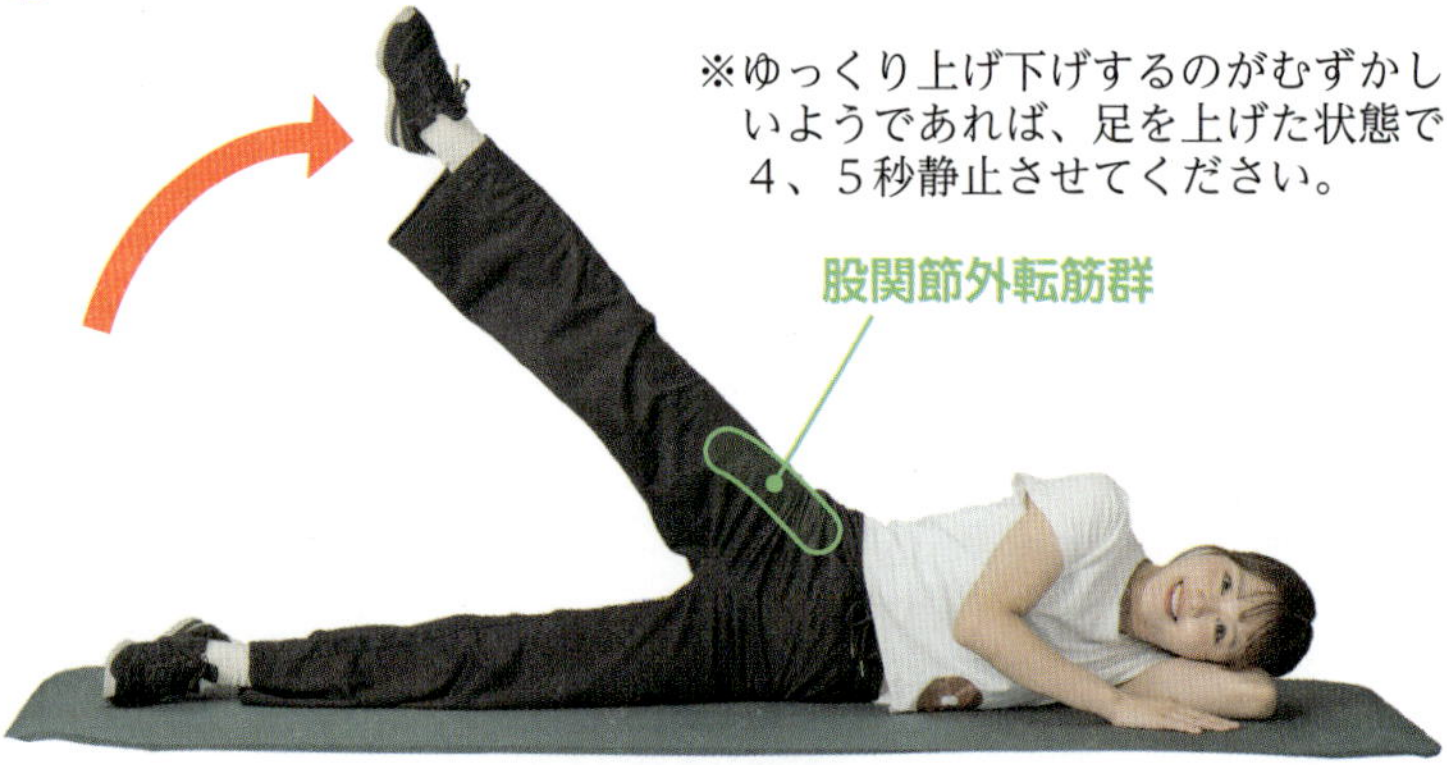

2 次に3〜5秒かけて今度はゆっくりと下げます。

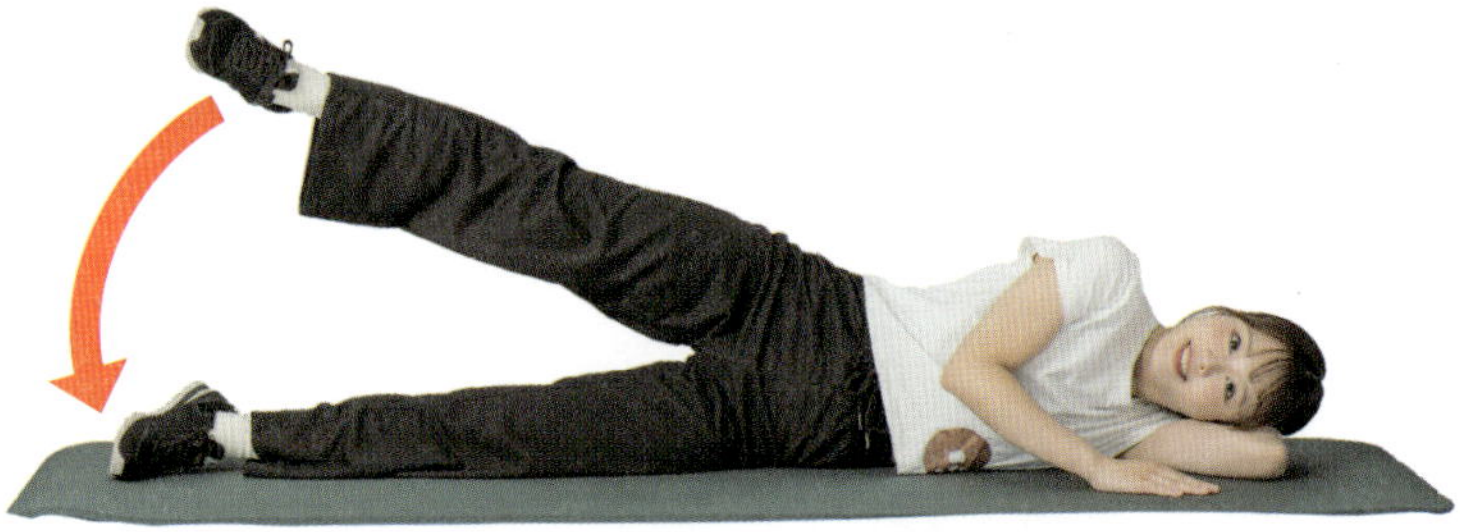

3 足を替えて同じことをします。
片脚あたり10回（1セット）を2セット行ってください。

この動きでは、骨盤の横にある中殿筋《ちゅうでんきん》を鍛えられます。中殿筋を鍛えると骨盤が安定し、歩く姿がきれいになります。
この筋肉はほかの筋肉と比べ、筋力をアップするのに多少時間がかかります。効果を出すためにも、根気よく続けましょう。

グッド体操 7 脚の開閉体操

股関節を外側に開く筋肉(股関節外転筋群)と内側に閉じる筋肉(股関節内転筋群)に効果のある体操です。

1 うつぶせに寝て、3〜5秒かけてゆっくり脚を開きます。

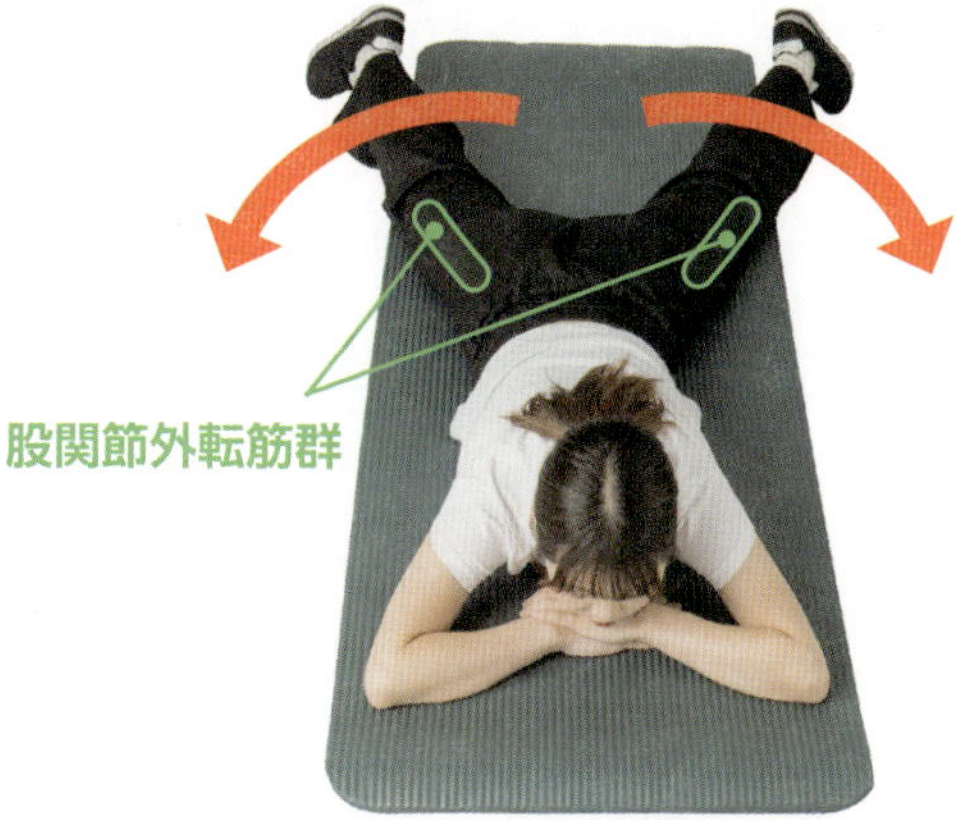

2 次に、同じように3〜5秒かけてゆっくり脚を閉じます。

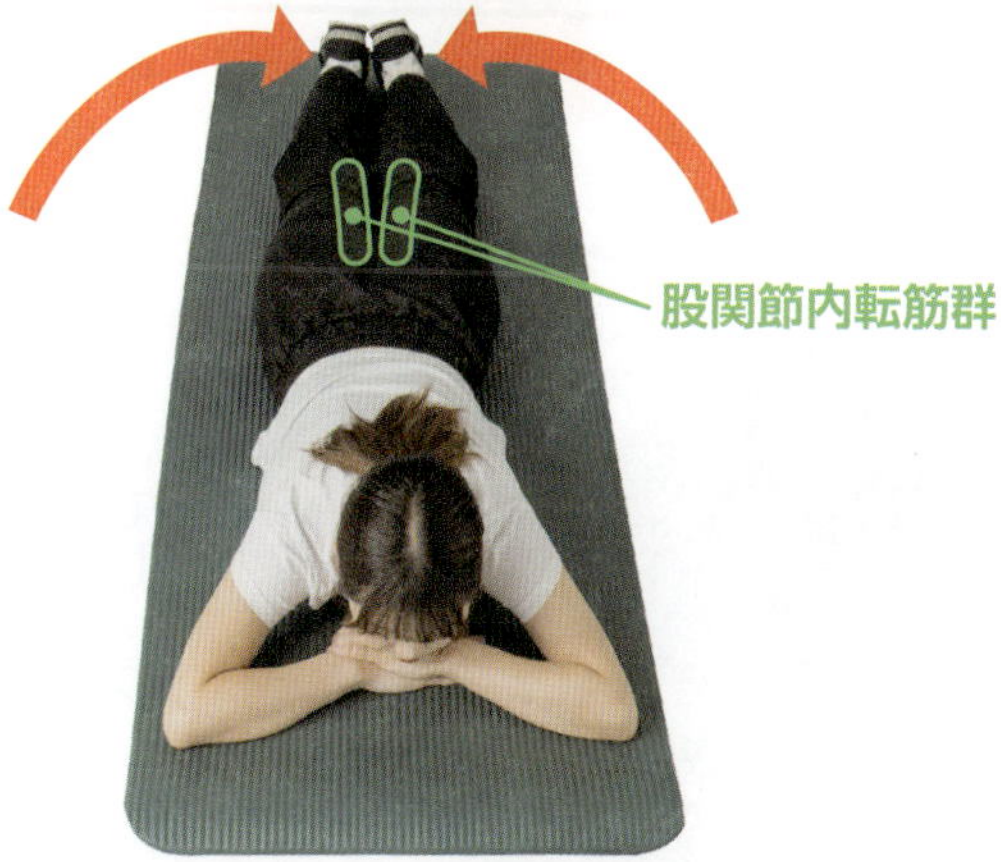

10回(1セット)を2セット行ってください。

基本のトレーニングも実践したい

末永く「スタスタ歩く」ためには、ひざや股関節まわりの筋肉を鍛える「グッド体操」のほかにも、腕（上肢）や脚（下肢）、体幹など全身の筋肉をバランスよく鍛えることが必要です。

ここで紹介するエクササイズなら、それらの筋肉をくまなく鍛えられるでしょう。

お勧めの頻度は、週に2～3回です。

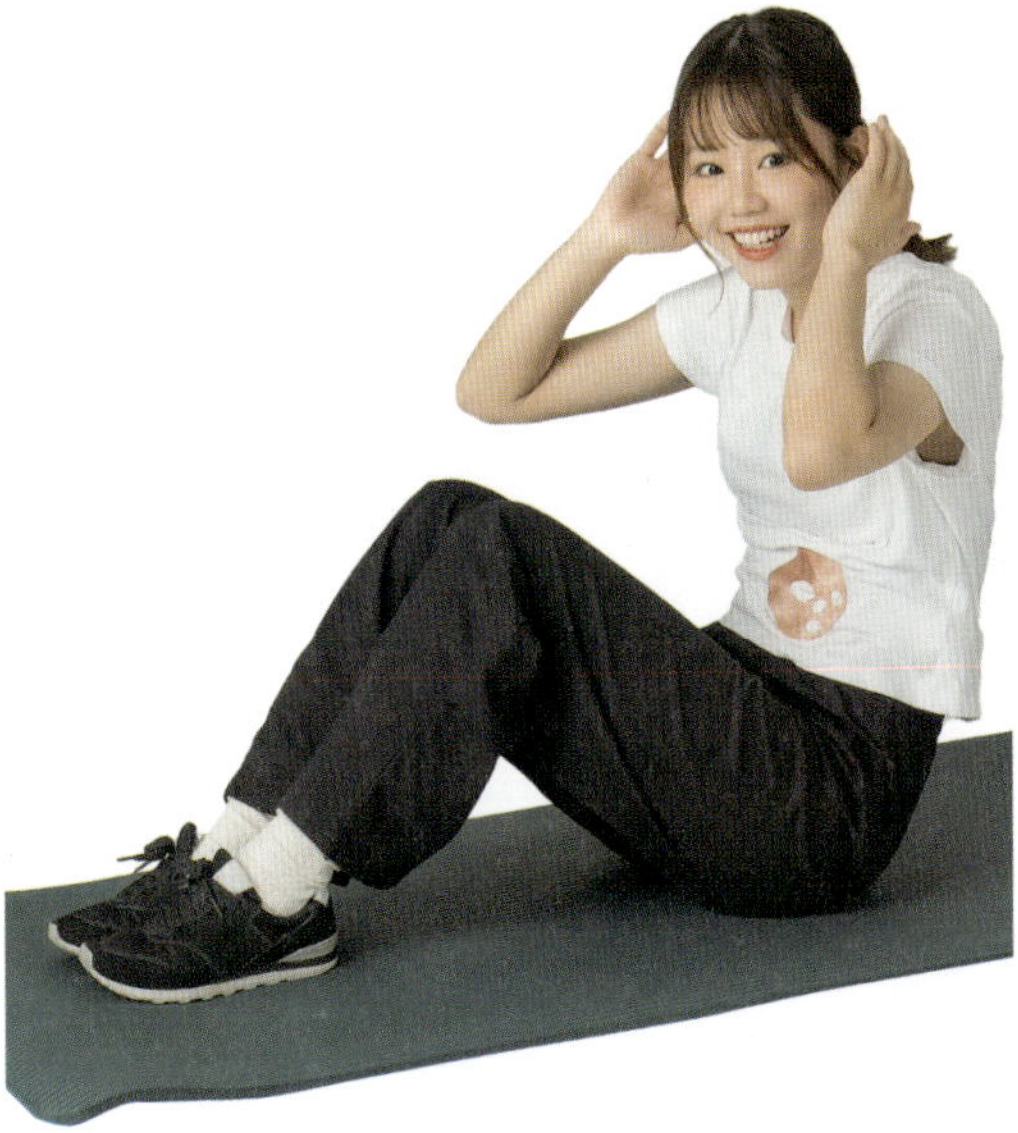

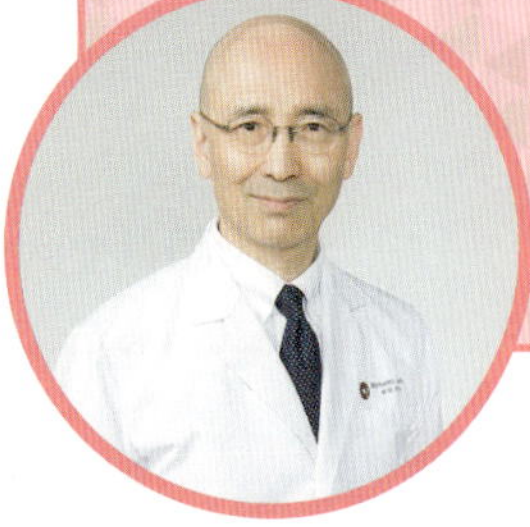

1 腕と大胸筋を鍛える腕立て伏せ

1 両手を肩幅よりこぶし1つぶん広げて床につき、横から見たときに体が一直線になるようにします。

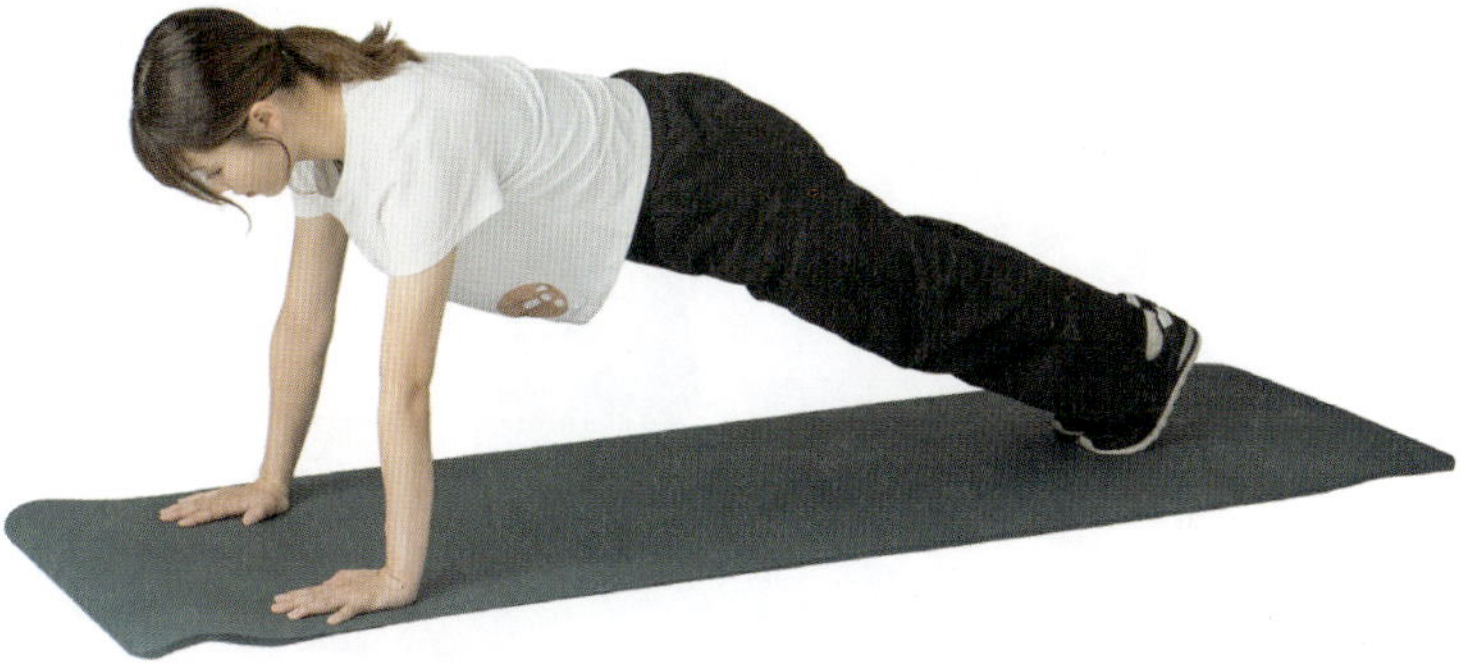

2 ひじを曲げ、体を深くおろします。

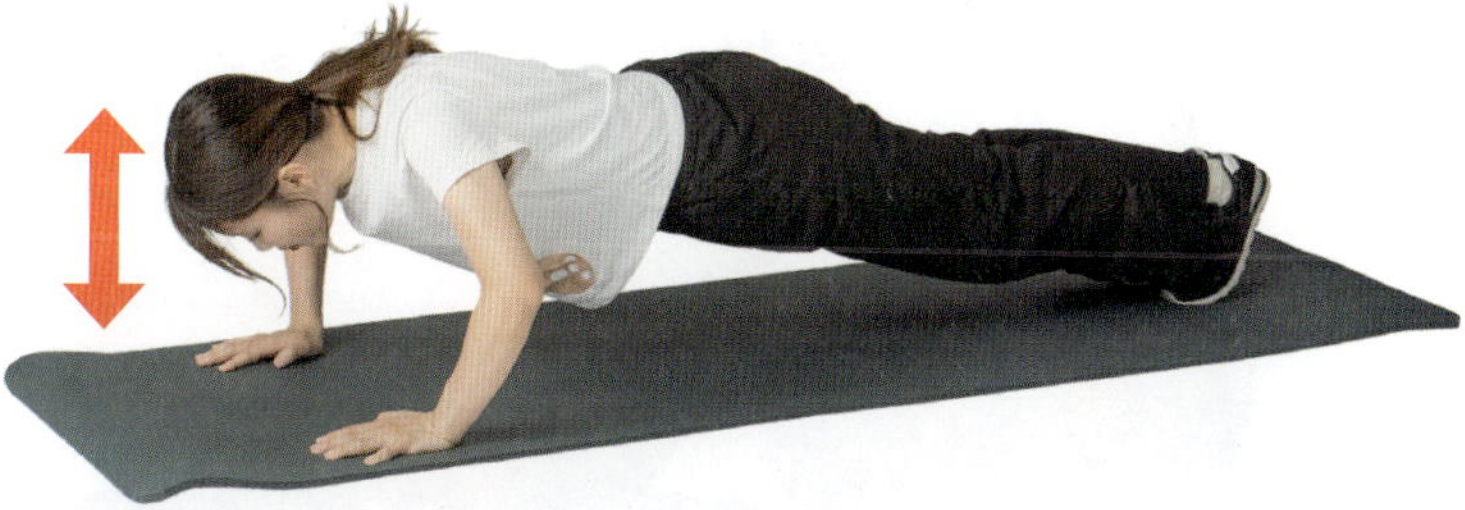

3 ひじが完全に伸びてしまう直前まで体を上げます。

2 腕立て伏せができない人のためのプッシュアップ

① 両手と両ひざを床につきます。両手は肩幅よりこぶし1つぶん広げてください。

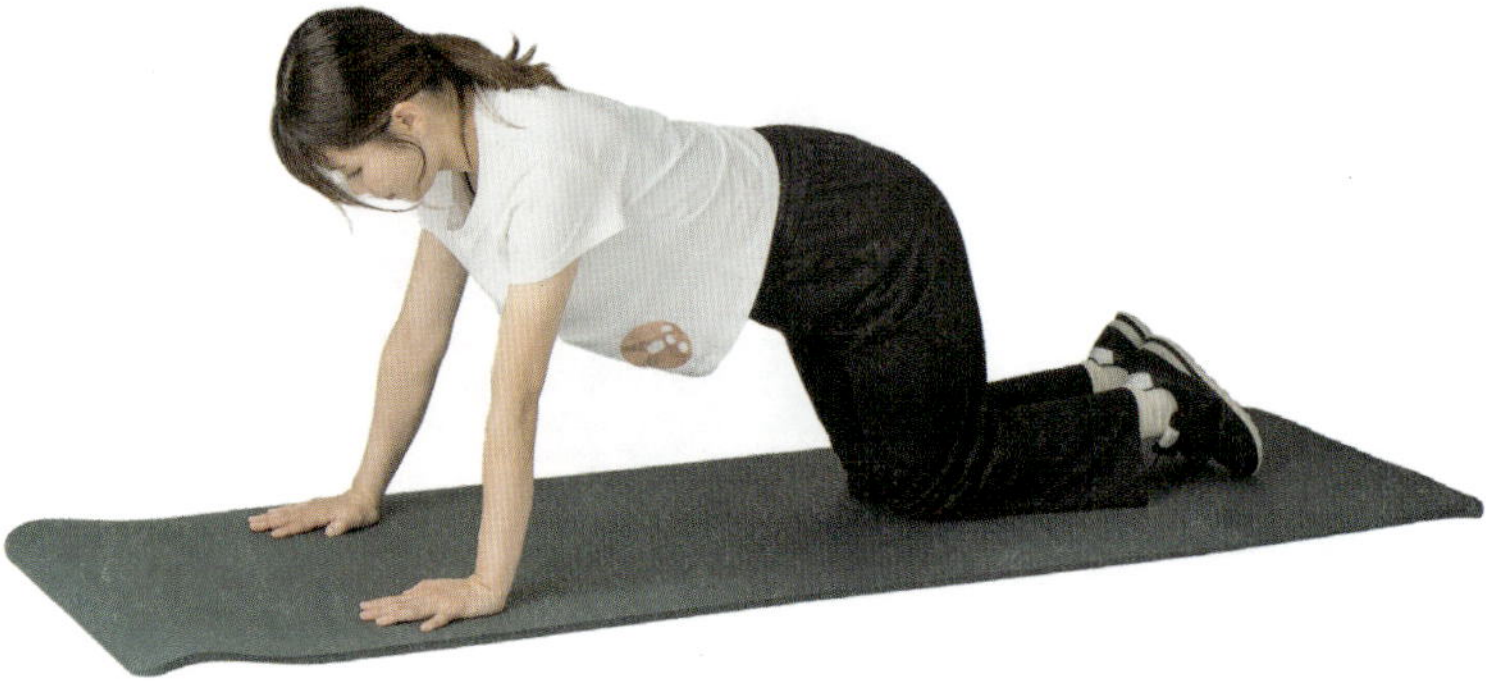

② 3〜5秒くらいかけてゆっくり胸をおろし、胸が床につく寸前で1〜2秒ほど静止します。このとき、おしりの高さを変えないようにしてください。

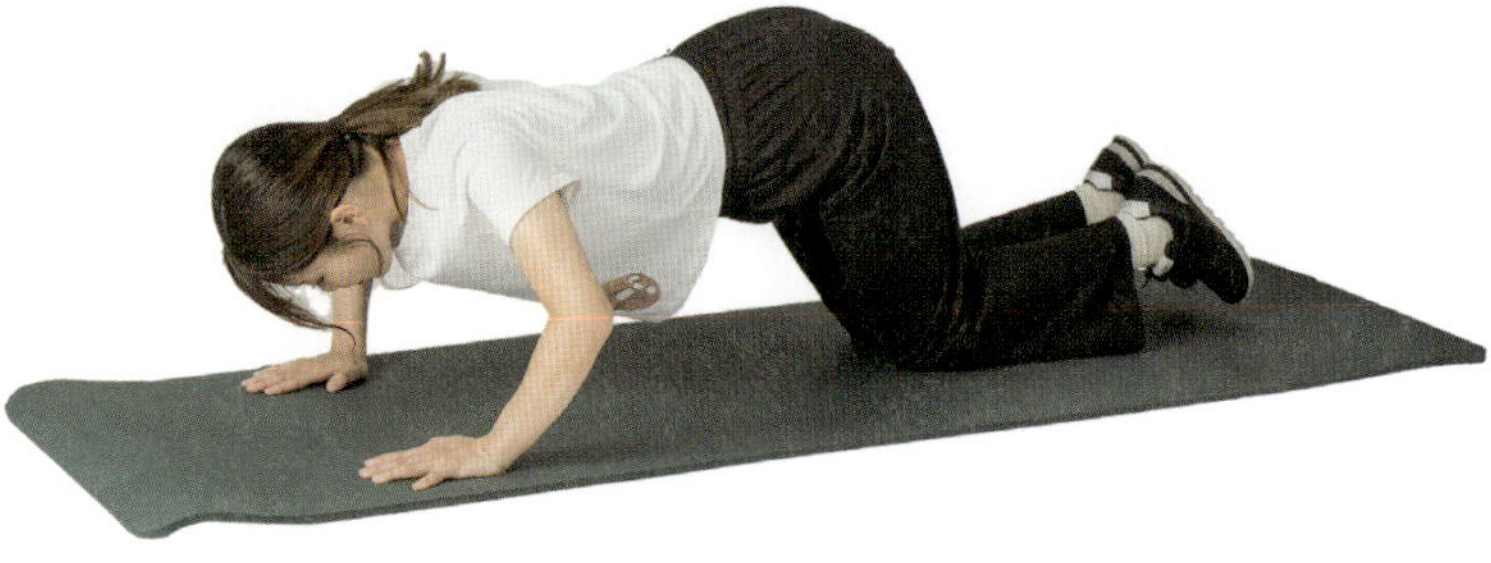

※最初にゆっくり腕をおろすのがきついようであれば、「ちょっときつい」くらいでもOKです。

3 脚を鍛えるスクワット

注意!　すでに股関節とひざ関節が悪い方は行わないでください。

1 足を肩幅くらい開き、両手を耳の後ろのあたりに置きます。

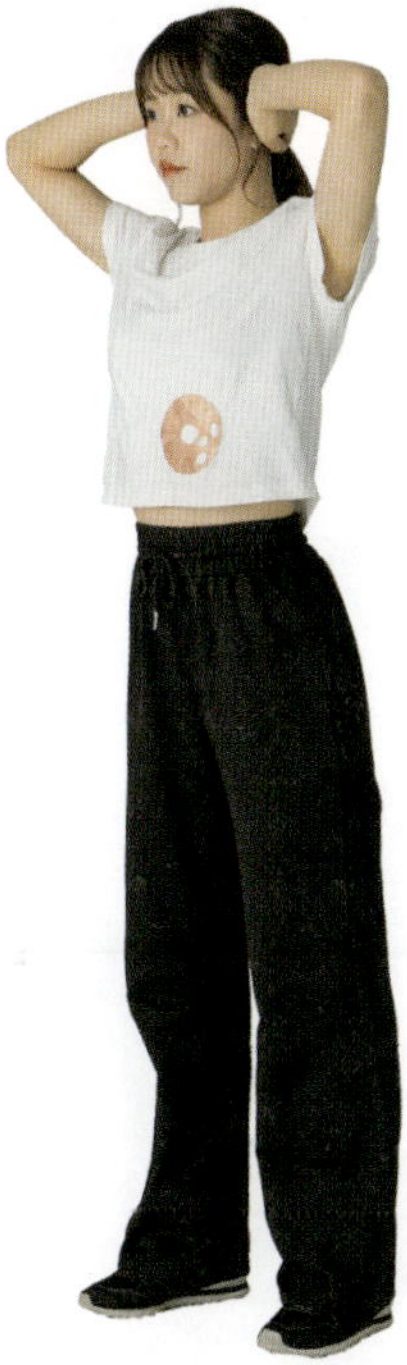

2 背筋を伸ばしたまま、ひざを90度くらいになるまで曲げます。

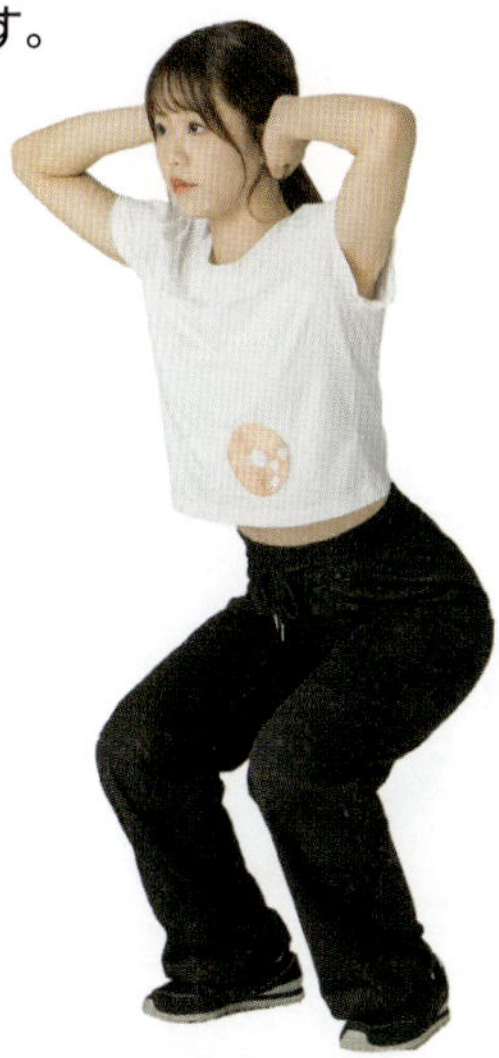

3 ひざを伸ばしながら上体を起こします。

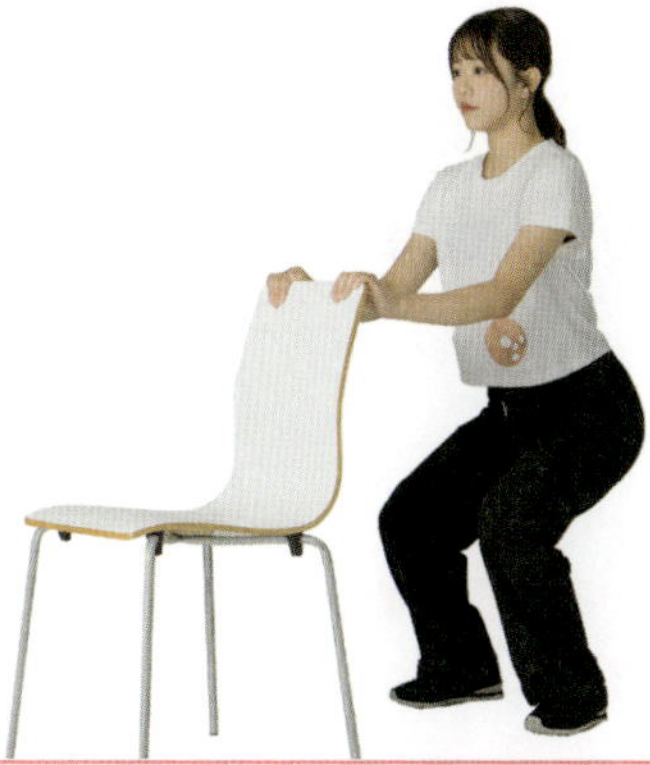

※むずかしいようであれば、イスにつかまって行ってもいいでしょう。立ったり座ったりするときに使う大腿四頭筋（太ももの前方の筋肉）や、大殿筋《だいでんきん》（おしりの筋肉）を鍛えることができます。

4 体幹を鍛える腹筋

❶ あおむけに寝て、両ひざを90度くらい曲げて立てます。

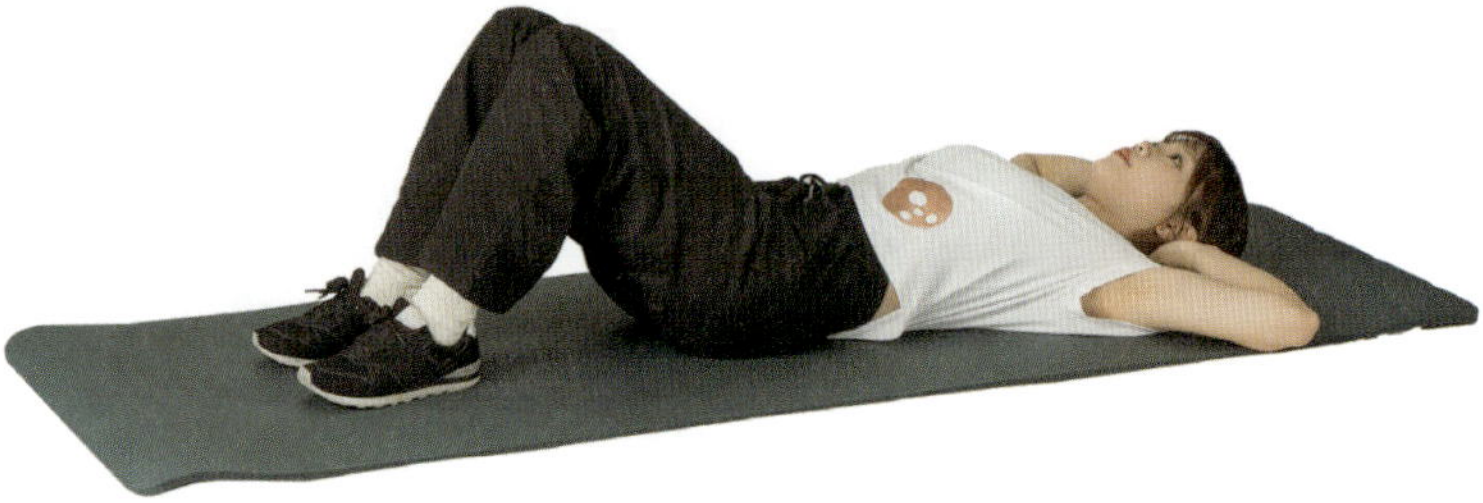

❷ 耳の後ろに手を添え、背中を丸めながらおへそを見るように上半身を起こします。

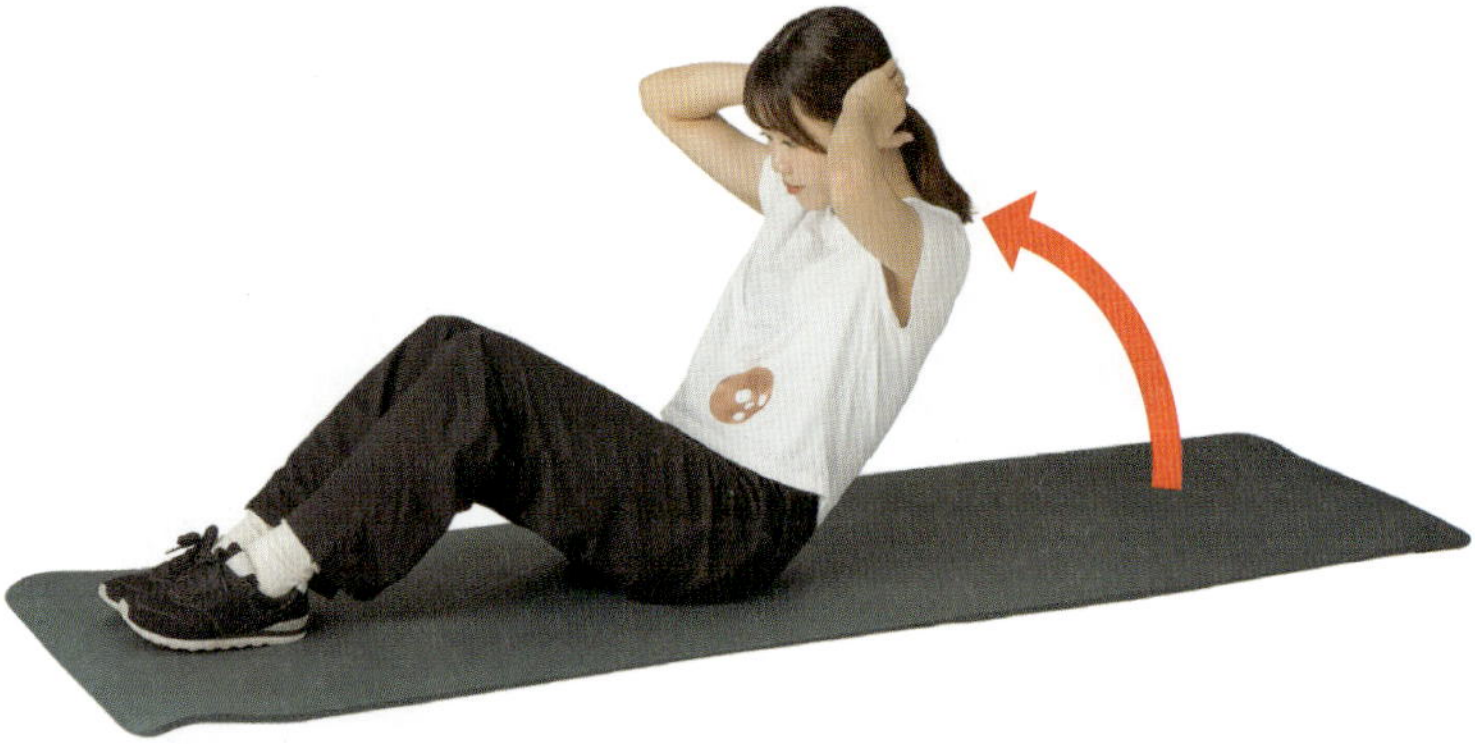

❸ 限界まで起こしたら、上半身をゆっくり床に戻します。

※背中を伸ばして起き上がると腰を痛める可能性があるので、背中は必ず丸めて起こしてください。

5 寝転んだままできるひざ屈伸

❶ うつ伏せに寝ます。

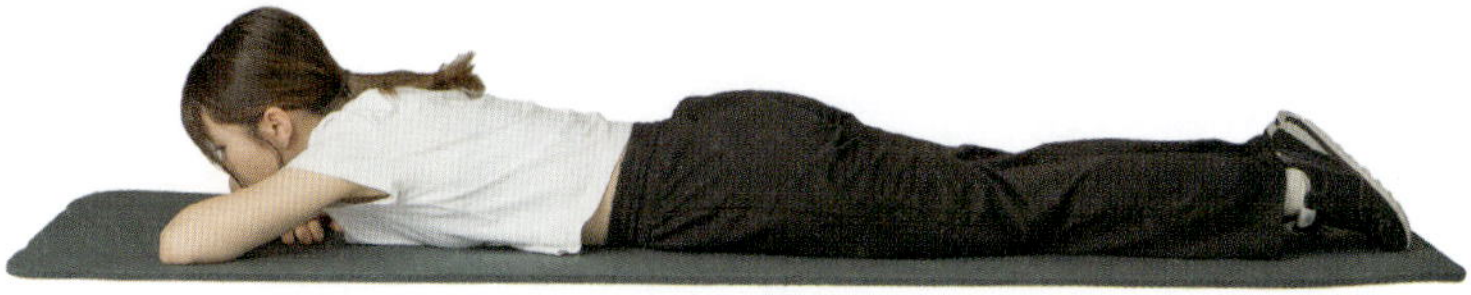

❷ そのまま、ゆっくりひざを曲げ伸ばしします。

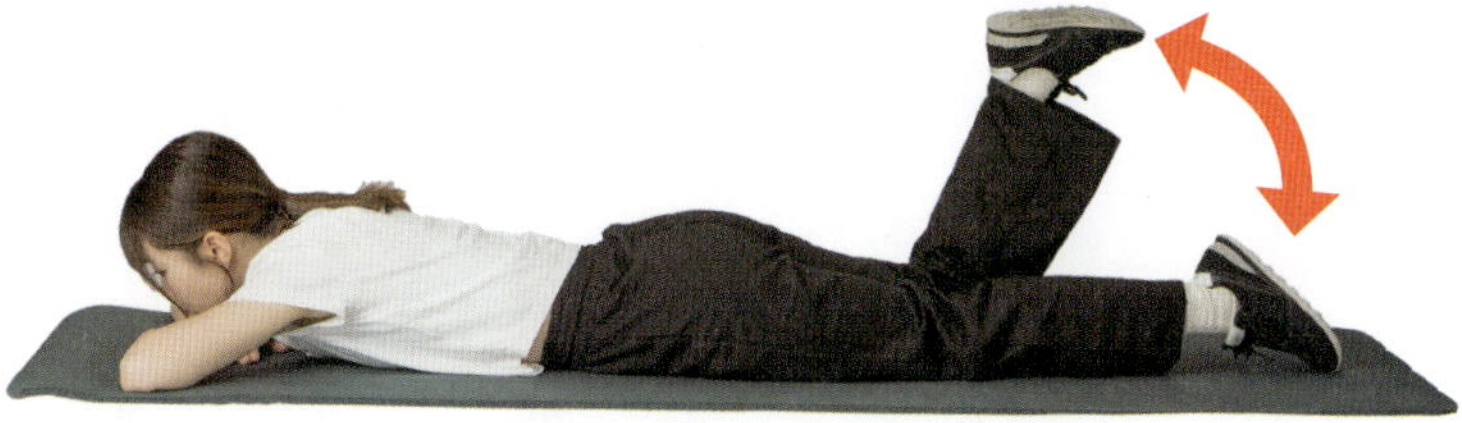

❸ 左右を変えて、逆の脚でも同じことをします。

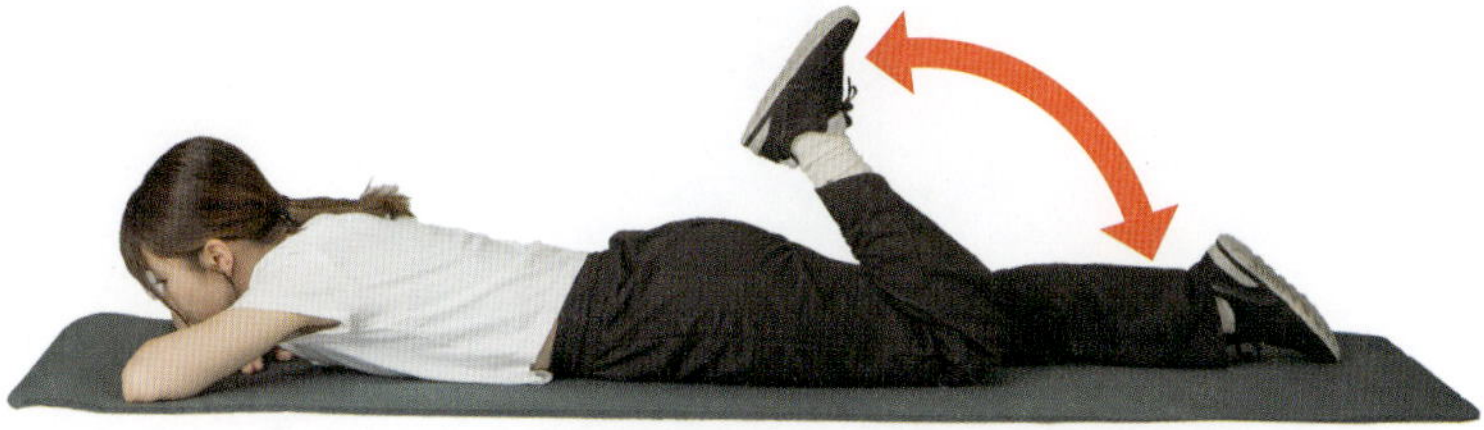

それぞれのエクササイズは、1日10回×2～3セットを目安に実行してみてください。

朝・昼・晩に10回ずつでもいいですし、やれる方は一度に3セットでもかまいません。

ただし、体調や関節の具合によっては、「腹筋だけ」「腕立て伏せだけ」というように1種類のみ行うのでもいいでしょう。

何もしないよりも、わずかでも運動したほうが健康・健脚に近づけます。

実践！グッド歩行

きれいな姿勢でスタスタ歩こう

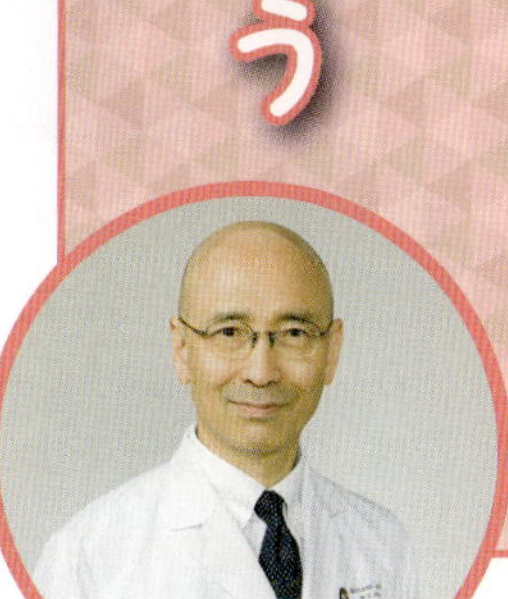

歩いているとき、ほとんどの人は「私は歩いている」と意識せずに歩いています。ほぼ無意識に歩けているわけですが、死ぬまで「健脚」でいたいのであれば、はっきり意識して歩く必要があります。そこで考えたのが、「グッド歩行」です。

私のクリニックで行っている手術後の患者さんのリハビリをベースにした、医学的な見地からもお勧めできる「下肢関節に負担をかけすぎない歩き方」です。股関節、腰、ひざ、足首にかかる負担が少ないうえに、**歩くだけで下半身の筋肉が鍛えられます。**

「グッド歩行」は、正しい姿勢で歩くことでさらにその健康効果を増すため、まずは正しい姿勢を自然に取れるようになりましょう。

1 正しい姿勢

頭のてっぺんから、糸で真上に吊り上げられているようなつもりで背筋を伸ばし、まっすぐ立ちます。

両肩は水平に保ちましょう。

横から見たとき、「耳たぶ−肩−腰の中央−股関節−ひざ−くるぶしのやや前方」が一直線になるようにします。

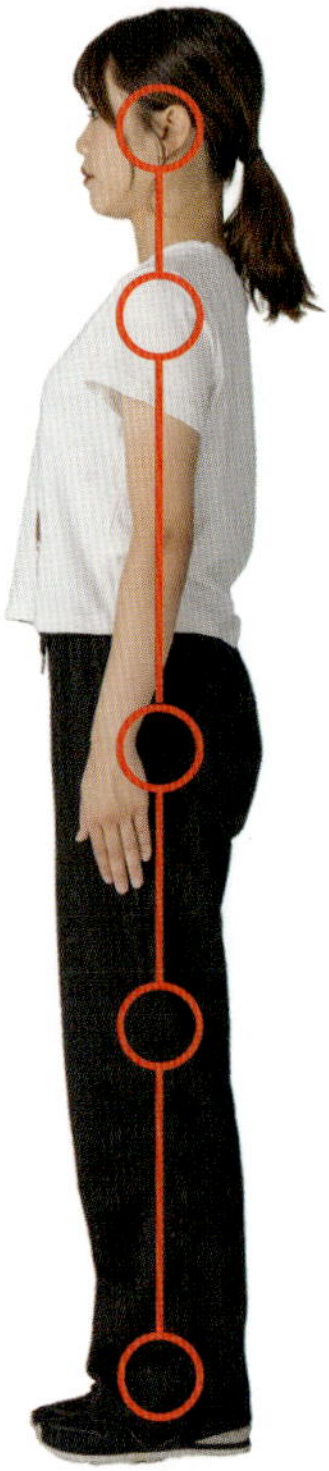

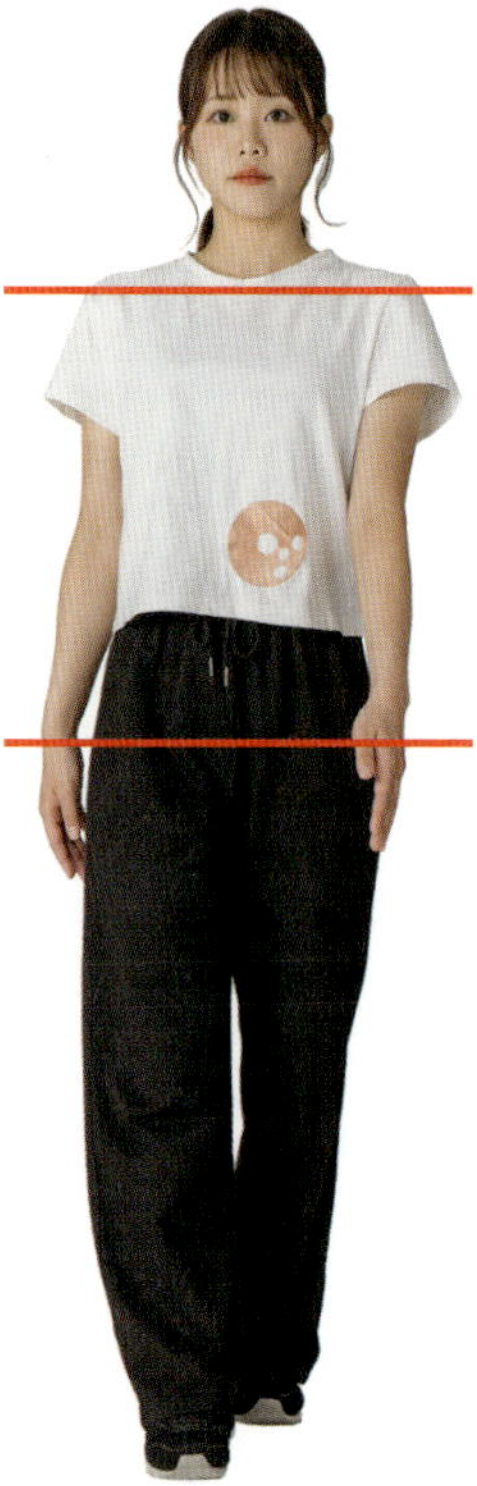

正しい姿勢で上半身がまっすぐ伸びていると、猫背など悪い姿勢で歩く場合と比べて無駄な力を使わなくてすみます。そのため、長い距離でも少ない負担で歩けるようになるのです。
次は、グッド歩行で歩いてみましょう!

2 グッド歩行

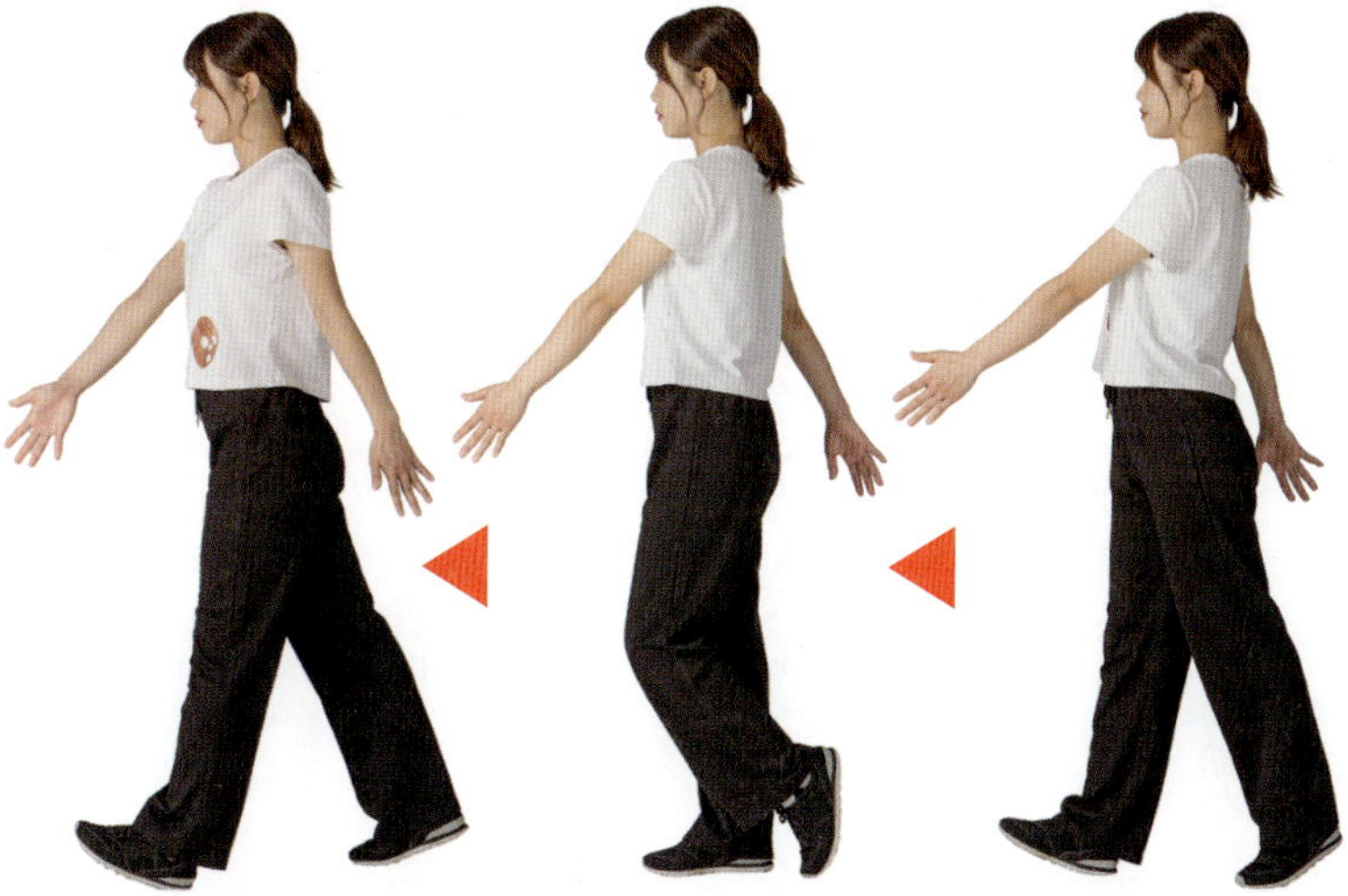

❶ 右足（左足）を前に出し、かかとから着地します。
背筋は伸ばし、腕は自然に振りましょう。

❷ 右足（左足）の靴底全体が地面についたら、重心をつま先のほうに移動させます。

❸ 次に左足（右足）を前に出したとき、右足（左足）はかかとから地面を離れ、つま先で地面をけるようにします。

❹ ①〜③をリズミカルに繰り返してください。

※衝撃をかかとで吸収するイメージで、かかとからの着地を心がけてください。重心の移動を足の裏全体で感じながら歩きましょう。

「グッド歩行」では、足が接地するときに足首で衝撃を和らげているので、股関節やひざ関節への負担が軽減されます。

●まずは「かかとから着地」を身につけよう

グッド歩行の基本は、「かかとから着地して、順に足裏全体を地面につけていく」という点です。

この基本を常に意識して、たとえば町中を歩いているときは、ショーウインドウなどに映る自分の姿を確認するようにしましょう。

家族や友人にスマホで自分の歩いているところを撮ってもらい、動画を確認するのも効果的です。

姿勢よくスタスタ歩く姿は若々しく、颯爽《さっそう》としています。

逆にグッド歩行がうまくできていないと、ズルズルと足を引きずる緩慢な自分が目に入るので、「歩き方を直さないと！」と普段から意識づけることができるのです。

自分が格好よく歩く姿を見ることは、運動を続けるモチベーションも引き上げてくれます。

ただし、「グッド歩行、グッド歩行」と意識しすぎて力が入ってしまうと、かえって疲れてしまうこともあります。

力を抜いて、ゆっくりと歩きながら、着実にグッド歩行を身につけていく、というくらいの心構えでいるのがちょうどいいでしょう。

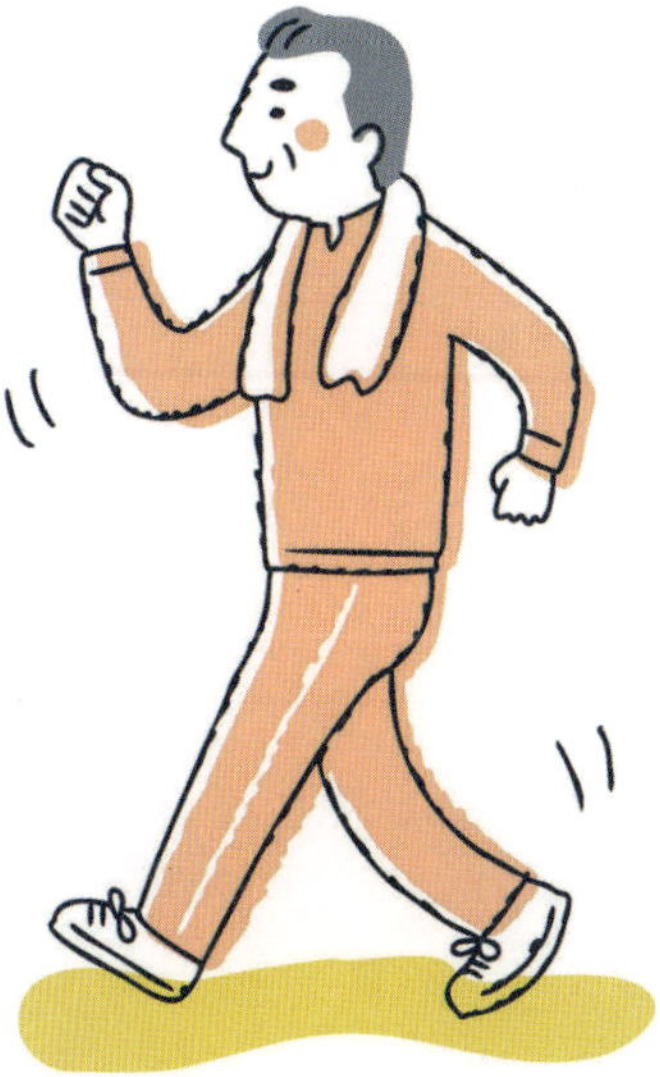

第5章

生活習慣の改善やちょっとした工夫でも健脚はつくれる！

まずは体重コントロールに気をつける

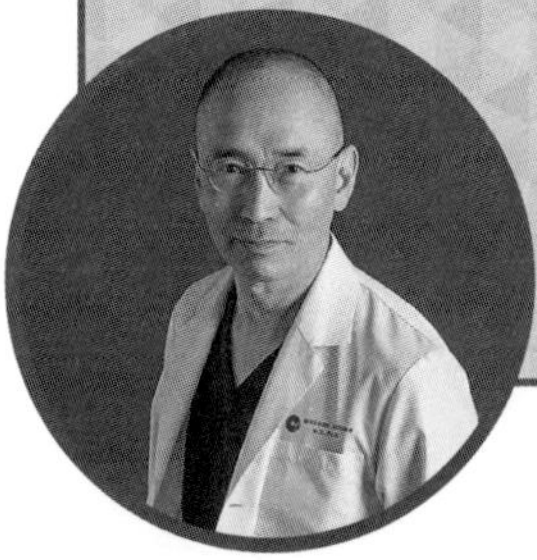

前述したように、日常のちょっとした動きでも股関節とひざ関節には体重の数倍の負荷がかかります。

下半身の関節を健康に保つには、適正体重を維持することがとても重要です。本書で紹介したヒップニーダンスやグッド体操、グッド歩行などの適度な運動を習慣にして、関節周辺の筋肉を鍛えながら、体重が増えすぎないよう食事にも気を配りましょう。

適正な体重の基準となる数値で、一般的なのは肥満度をあらわすBMIです。

BMI＝体重（kg）÷身長（m）×身長（m）

この数式で、**BMI22ちょうどが適正（標準）体重とされています。**25以上だと肥満、18・5未満だとやせ型とされます。

適正体重は年齢によっても異なり、厚生労働省発表の「日本人の食事摂取基準」によれば、50～69歳が目標にすべきＢＭＩは20・0～24・9、70歳以上であれば21・5～24・9の範囲とのことです。

これらの数値を目安にして、日々、食事と運動に気をつければ、いつまでも自分の足で、痛みを感じずに歩く助けになるでしょう。

適正体重に近い状態であれば、病気になるリスクも低く抑えられます。

健康診断の結果を日常生活に活かそう

なんらかの形で健康診断を受けているのであれば、その結果も有効活用してください。継続的に指摘を受ける項目があるのであれば、放置するのではなく、原因を把握して食事や生活習慣の改善につなげることで、全身状態の改善につながります。

間接的にですが、下肢関節の状態維持や運動不足の解消などにも役立ちます。

健康診断の数値がよくない場合、多くは運動不足や肥満が背景にあることが多いです。

診断結果	原因	解決策
血圧が高い	塩分量が多い可能性	野菜、くだもの、納豆などの摂取
血糖値が高い	糖質が多い、食物繊維の不足など	野菜、海藻などの摂取
中性脂肪値が高い	砂糖や炭水化物など食事全体のエネルギー量が高い	食べすぎを減らす
悪玉コレステロール値が高い	動物性たんぱく質や脂質が多い	魚や豆類、野菜を摂取する

食事で摂取したエネルギーと消費するエネルギー量のバランスを取るためにも、運動は欠かせません。適度な運動によって筋肉をつけることで、血糖値の上昇を抑えるインシュリンも分泌されます。

グッド体操やヒップニーダンスは、こうした全身の健康状態の改善にも役立ちます。

運動をするときには、関節への負荷が大きくなりがちな「激しい運動」よりも、汗ばむ程度の運動負荷の運動をするほうが健脚を維持するためならば望ましいことも、合わせて覚えておいてください。

変形性関節症の初期段階では、ある程度動かしても痛みが出ることは少ないでしょう。

痛みがあるとしても、歩き始めや立ち上がろうとするときですから、いったん動き出せばしばらくは痛むことなく歩いたり動いたりできるはずです。

この段階であれば、関節をある程度大きく動かして、周辺の筋肉に負荷をかける運動も可能です。関節の可動域の維持と改善の効果が見込めます。

安静にしていても痛い方や、関節を動かすと骨の変形によってゴリゴリ音がするような方は、変形性関節症が進行した末期の段階です。

関節を動かすことで、かえってその部分の関節痛を悪化させる危険性があるため、この段階では関節をあまり大きく動かさず、筋肉だけを収縮させる運動がいいでしょう。

4章でも紹介しましたが、関節をあまり動かさずに筋肉に負荷を与えられる運動を「アイソメトリック・トレーニング」と言います。

たとえば、壁に腕を押しつければ腕や胸、腹筋などの筋肉が緊張します。筋肉は関節を動かさなくても鍛えられるのです。

痛みが強い段階の方には、このような動かない運動がお勧めです。

また、こうしたストレッチや運動は、テレビを見たり、お気に入りの音楽をかけたりしながら行うと、楽しく長続きできるでしょう。

一日三食バランスよく食べる

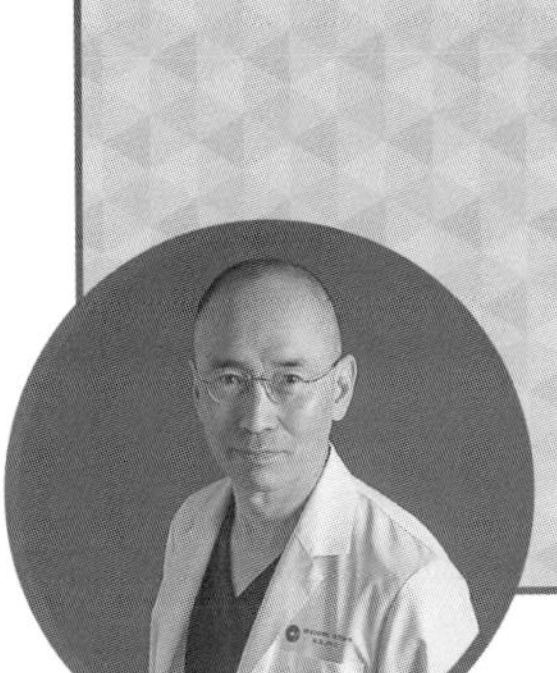

食生活については、「○○だけダイエット」とか「○○制限」のように、極端な手法を試すのはお勧めできません。

奇をてらわずに、一日三食をバランスよく、偏食せずに食べること。**炭水化物**、**脂質**、**たんぱく質**、**ビタミン**、**ミネラル**の五大栄養素をバランスよく食べることを意識してください。

関節痛の改善と食生活は直接的にはつながりませんが、関節周辺の筋肉を大きくして、関節を保護するにはたんぱく質が必要です。肉類、魚をしっかり食べましょう。

同じ「たんぱく質」でも、大豆などの植物性たんぱく質には動物性たんぱく質ほど必須アミノ酸が含まれていないので、やはり肉や魚が筋肉の栄養にはいいのです。

筋肉を強くする体操やダンスに取り組んでも、動物性たんぱくの摂取をおろそかにすると、筋肉がちゃんとつきません。**筋肉を大きくするために動物性たんぱく質をしっかり接種し、加えて、骨を強くするカルシウムも意識的に摂るといい**でしょう。カルシウムの吸収を助け、骨

五大栄養素とは

ご飯やパンなどの主食に多く含まれ、体を動かすエネルギーになる栄養素。

筋肉をはじめ、血液や皮膚、臓器などの体の組織をつくる材料となる栄養素。

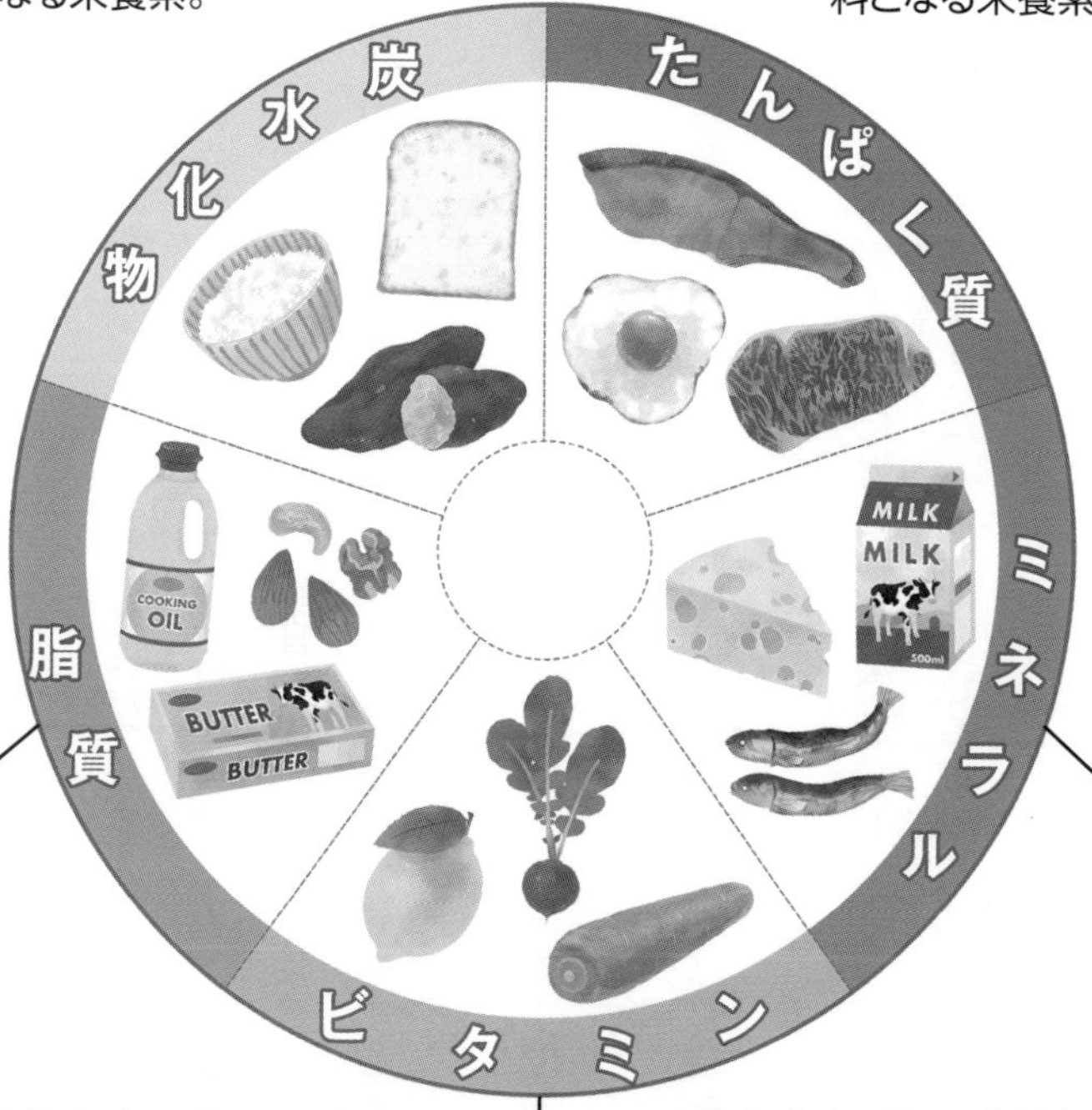

動植物由来の「あぶら」で、体を動かすエネルギーになるほか、細胞膜やホルモンの材料にもなる。

カルシウム、リン、カリウム、鉄、亜鉛など生命活動に必要な無機質のこと。

生命活動に必要な有機化合物のこと。体内では合成できない。

への沈着を助ける**ビタミンDとビタミンKも一緒に摂取する**よう心がけてください。

ちなみに、ヒップニーダンスをつくってくれたプロダンサーの恒木真優さんは、「ゆるいグルテンフリー」を目指しているそうです。グルテンとは小麦や大麦、ライ麦などに含まれるたんぱく質の一種で、粘り気が強く分解されにくい特性があるため、便として排出されにくく、腸粘膜に張りついて便秘を引き起こしたり、腸粘膜を弱めてアレルギーなどの免疫機能異常や体質の悪化を引き起こしたりしやすい、とされています。

必ずしも科学的根拠が明確な話ではありませんが、小麦アレルギーであるプロテニスプレイヤーのノバク・ジョコビッチ選手がグルテンフリーを実践しているということで広まりました。小麦系の食品を避けて、お米や米粉パン、あるいは肉などのたんぱく質を食べる、という人が増えています。

実際、少なくとも小麦アレルギーの人には効果があるでしょうし、炭水化物の摂取量を減らし、逆にたんぱく質の摂取量を増やすので、肥満防止や筋肉量増強の意味では効果が見込めるかもしれません。

ただし、小麦をまったく摂らなくなると食物繊維が不足してしまいますから、恒木さんも「ゆ

カルシウムを多く含む食品（一例）

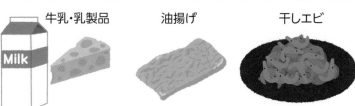

牛乳・乳製品

油揚げ

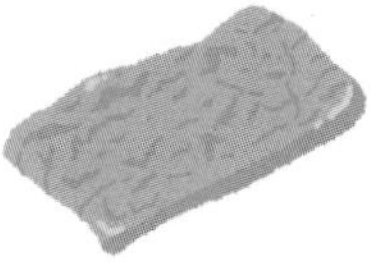

干しエビ

ほうれん草

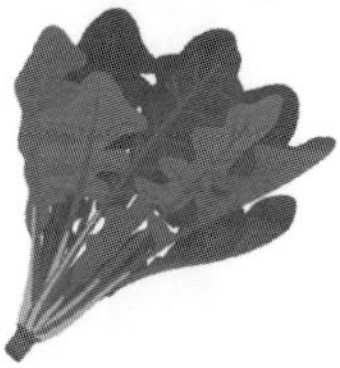

ひじき

合わせて摂りたい

ビタミンDを多く含む食品（一例）

さんま

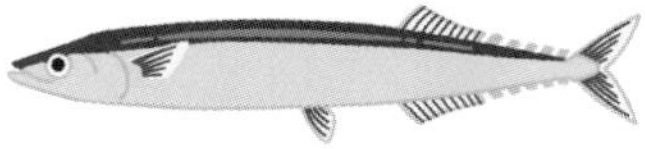

イワシの丸干し

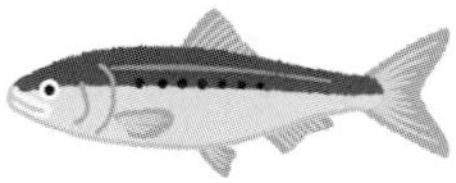

きくらげ

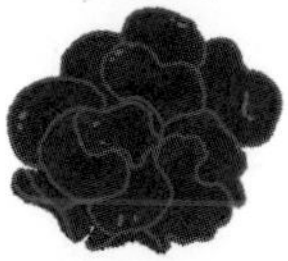

ビタミンKを多く含む食品（一例）

納豆

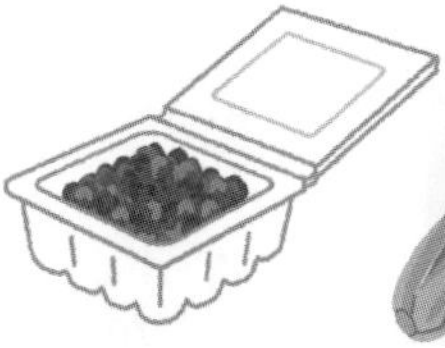

小松菜

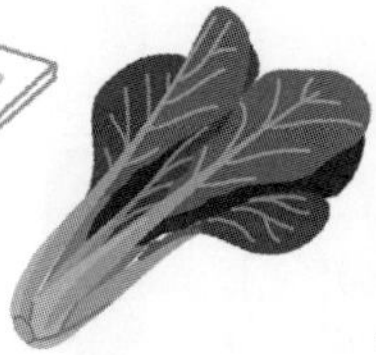

ほうれん草

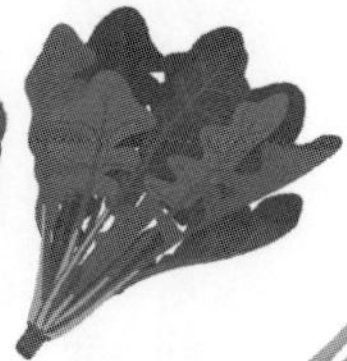

モロヘイヤ

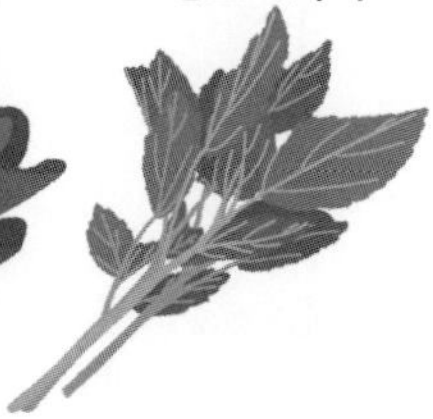

るいグルテンフリー」と言っているように、神経質になって厳密にルールを守ろうとしないことが大切です。ときには小麦も食べつつ、気が向いたときにちょっと心がけてみる、くらいが適当でしょう。合わせて豆やきのこ、海藻類など、食物繊維を多く含む食品も十分に食べるよう注意してください。

サプリメントは「気休め」にすぎない

ひざなど関節が痛い人に向けたサプリメントの広告をよく目にしますが、すでに述べたように、関節の軟骨は基本的に再生しません。**これらのサプリメントは、あくまで「気休め」程度の効果しかない**ものだと最初から考えておきましょう。それでも飲んでみたければ飲んでかまいませんが、なかには健康被害の報告が出されているサプリメントさえあるため、使用する前には公的な情報などを確認し、注意して服用することをお勧めします。

医師としては飲んでも飲まなくても、どちらでも大きな影響はないだろう、というのが正直な感想です。

それよりも、バランスのよい食事と「グッド歩行」「グッド体操」「ヒップニーダンス」などの適度な運動を心がけたほうが、スタスタ歩ける健脚維持に確実な効果をもたらしてくれます。

睡眠の質を上げる11のポイント

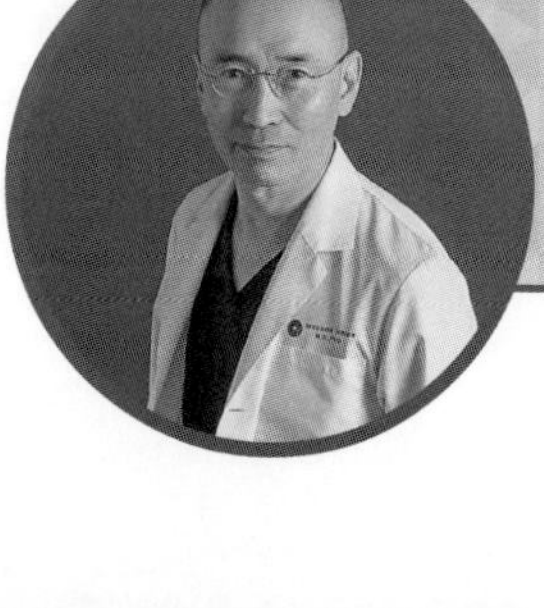

私がグッド体操を指導した患者さんから、40年以上服用していた睡眠薬なしで眠れるようになったと感謝されたことがあります。私自身は規則的に運動をしているためか、普段からぐっすり眠れるタイプです。そのため、そのお話を聞いたときにはじめて、**運動していない人と運動している人では、睡眠の質に差が出やすい**、ということに気づかされました。

日頃から運動をしていると明らかに眠りやすくなりますから、普段から睡眠不足を感じている方も、ぜひグッド体操やヒップニーダンス、グッド歩行などに取り組んでください。

睡眠の質が改善すると、関節の痛みによるうつ傾向や、前述した慢性痛サイクルの進展を予防できる、という効果も期待できます。運動のほかにも、ちょっとした工夫や心がけで睡眠の質を上げられるポイントをいくつか紹介しますから、これらも試してみてください。

1. 朝起きたら日の光を浴びる
2. 毎日同じ時間に起きる（体内時計を乱さない）
3. 朝食をしっかり食べる（一日三食バランスよく）
4. 日中は適度に体を動かす
5. お茶やコーヒーは寝る4時間前からは飲まない
6. 夕食は就寝2時間前までにすます
7. タバコは控える（どうしても吸いたいなら睡眠1時間前までに）
8. 入浴は寝る1、2時間前までにぬるめのお湯で
9. 寝る前のテレビ、パソコン、スマートフォンは控える
10. 寝酒をするなら控えめにする
11. 自分に合った寝具を選ぶ

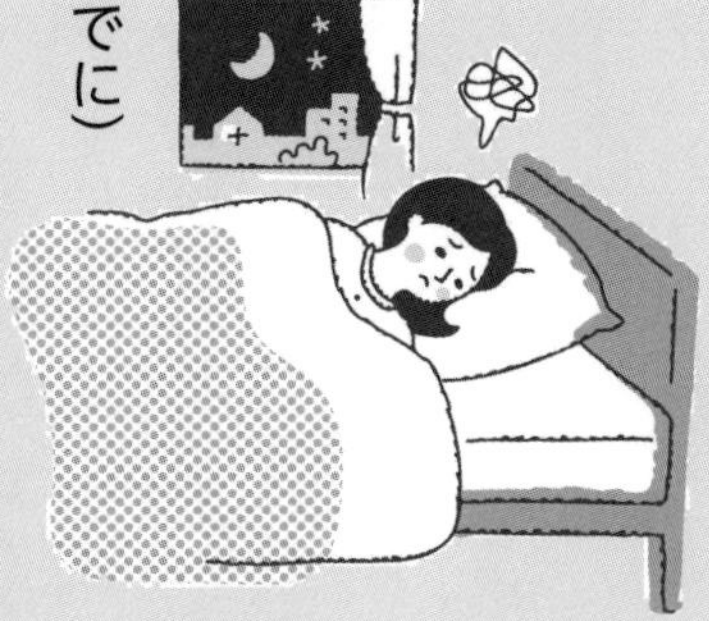

さらに、就寝前に関節をほぐす簡単なストレッチを紹介しておきます。
体があたたまっていて、リラックス状態にある入浴後に行うのがお勧めです。

寝る前のかんたん股関節ストレッチ

1 開脚前屈

❶ 床に座って背筋を伸ばし、足をできるだけ左右に開きます。

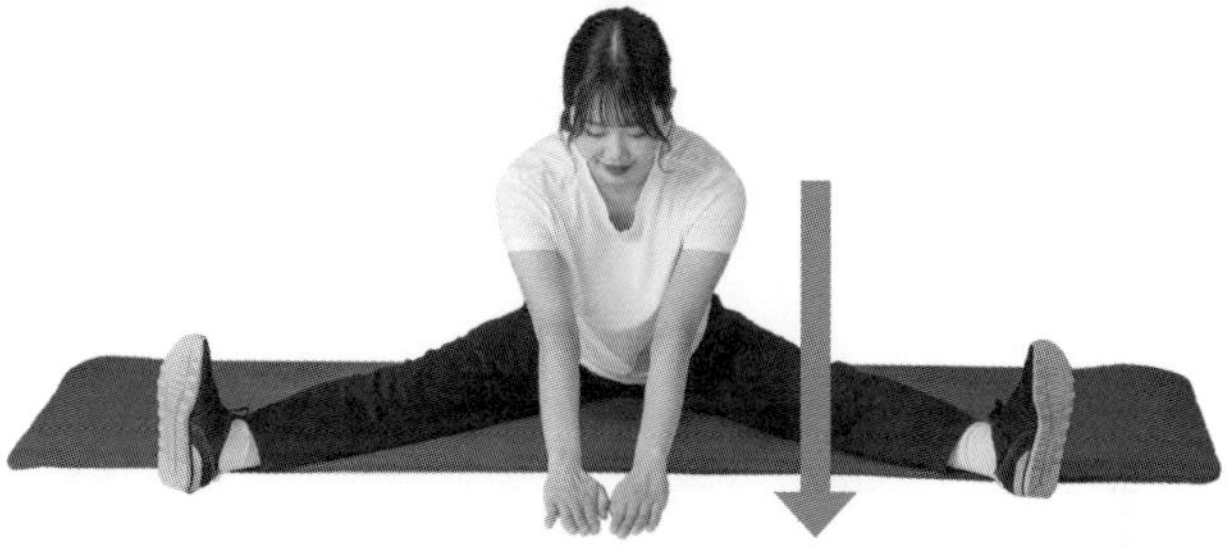

❷ 背筋を伸ばしたまま、上体を前に倒します。無理はせず、股関節に軽い痛みを感じるところまで10回ほど行いましょう。

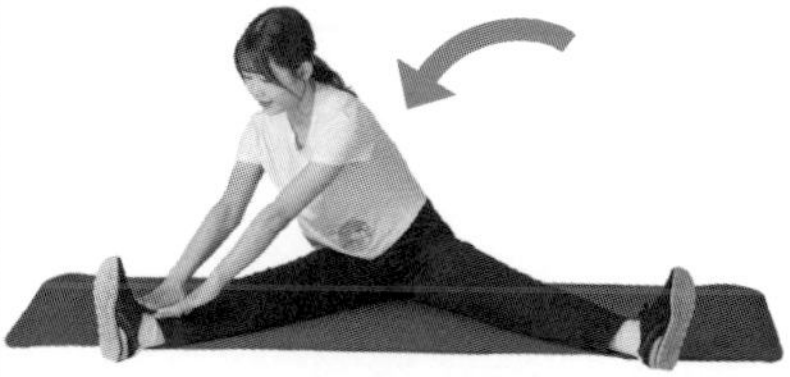

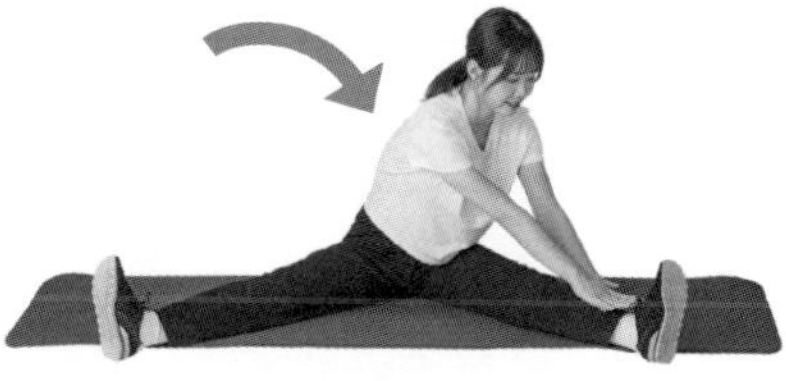

❹ 同じように、右足のほうに上体を10回ほど倒します。

❸ 次に背筋を伸ばしたまま、上体をできるだけ左足のほうに10回ほど倒します。

※股関節の固い人は、開脚した状態で両足を壁につけるようにすると、股関節を開いた状態を保つことができます。家族に背中を押してもらってもいいでしょう。

2 あぐら前屈

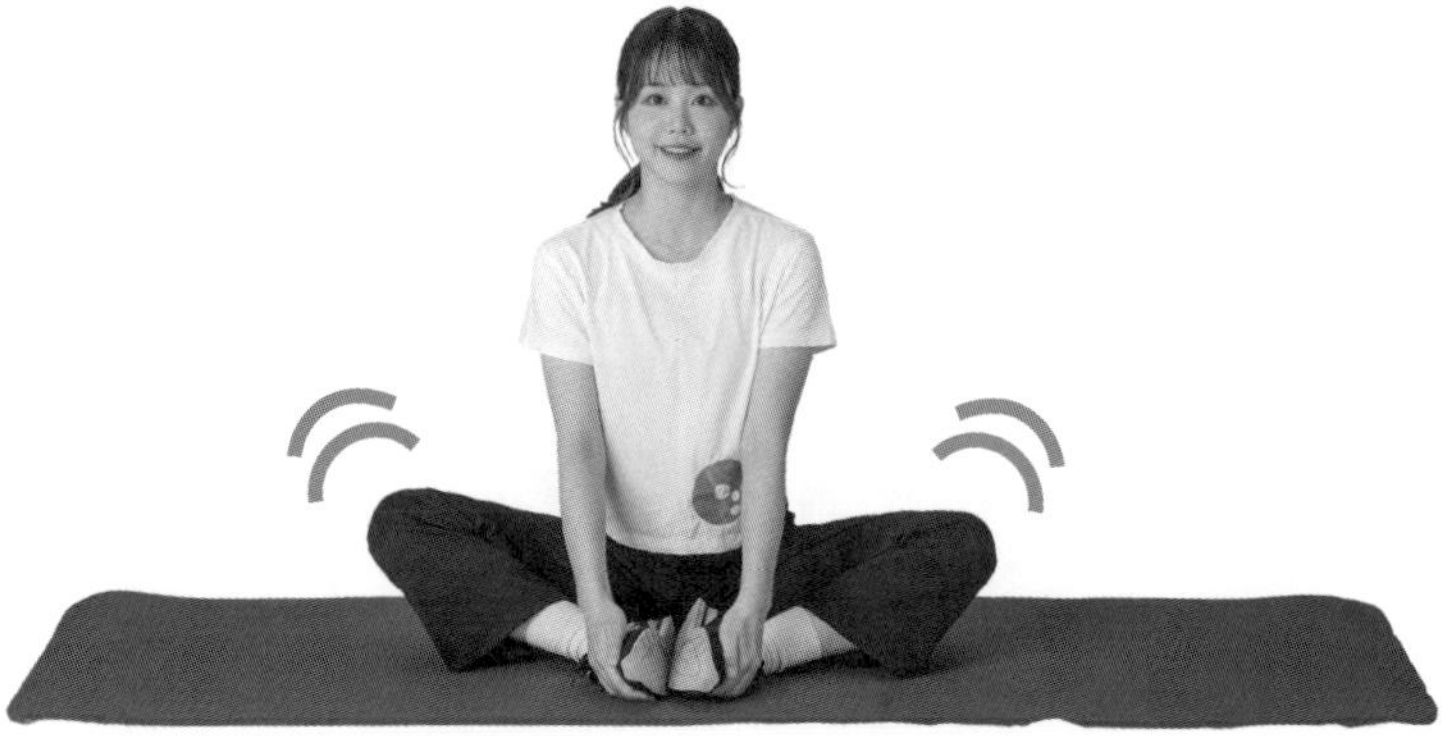

❶ 床にあぐらをかくように座り、両足の裏を合わせて両手で持ちます。背筋を伸ばして、両足をできるだけ体に近づけます。

※できるだけ両ひざが床につくようにしましょう。床につかない場合は、1秒に1回くらいの割合で両ひざを床につけるように脚をゆらし、30回くらいストレッチをします。

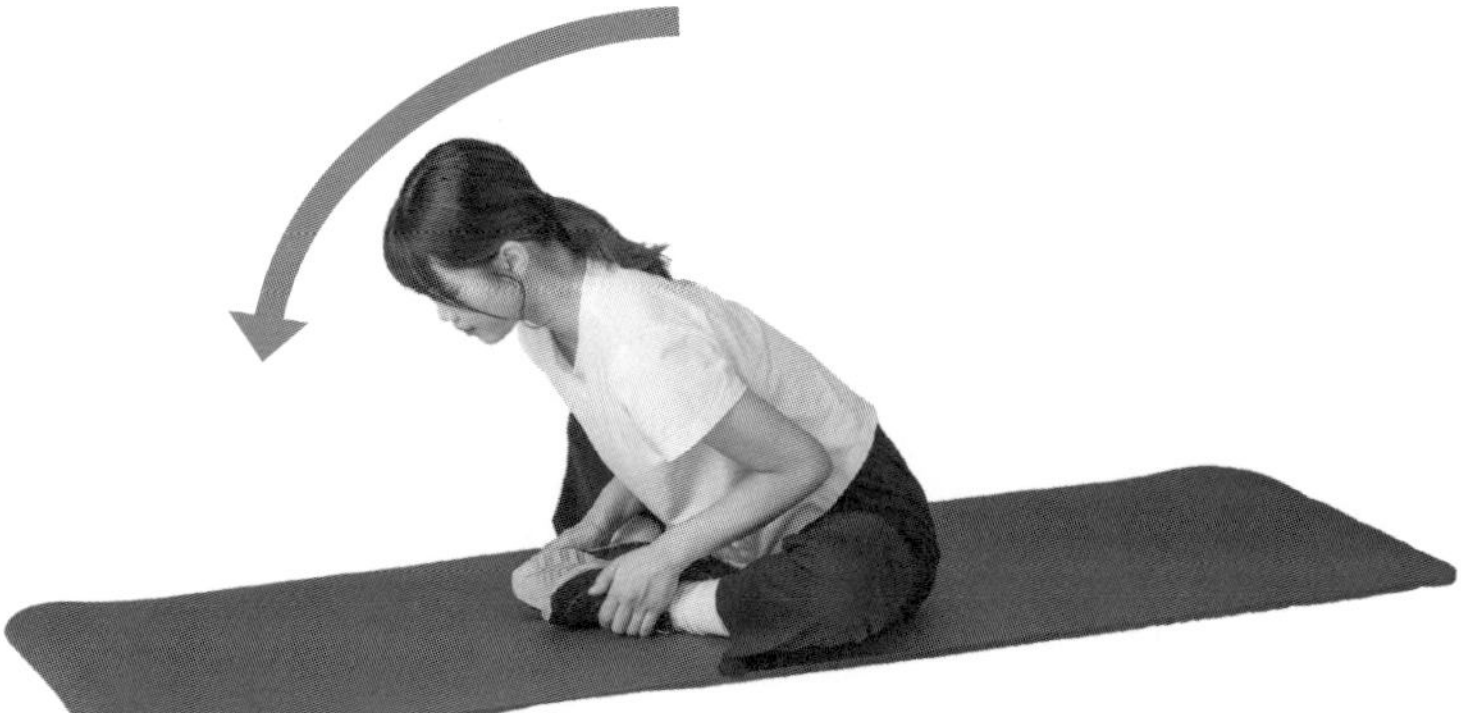

❷ ①の姿勢で背筋を伸ばしたまま、上体を足につけるようにして前に倒します。上体と足をつけられない場合は、股関節に少し痛みを感じるところまで上体を前に倒しましょう。これも30回くらいが目安です。家族に背中を押してもらってもいいでしょう。

余裕があるときは、この2種類のストレッチに毎日取り組んでください。「ちょっと疲れたかな」という日は、①の「開脚前屈」だけでもかまいません。毎日やっているうちに、関節がやわらかくなっていきます。

ただし、無理は禁物です。股関節を開くのがこのストレッチのコツですが、体が固いはじめのうちは、股関節に少し痛みを感じるくらいでやめておきましょう。

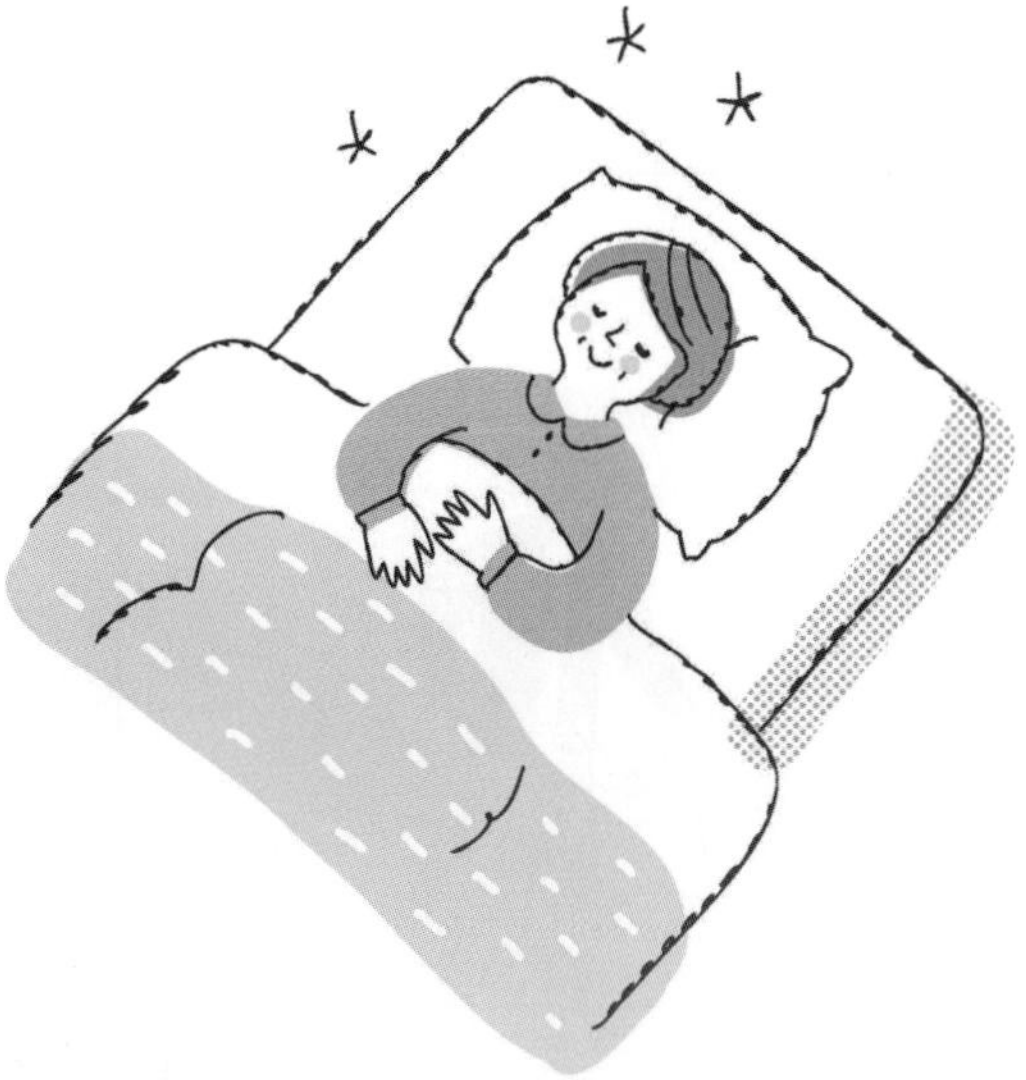

日常的に「関節にやさしい生活」をつくる！

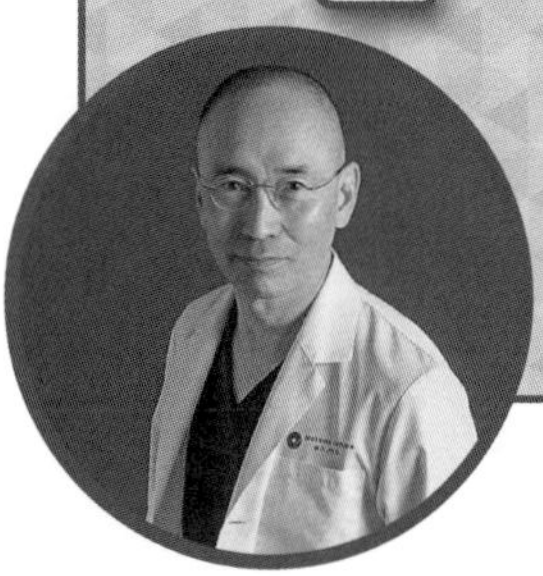

日常生活で、股関節に痛みが出やすい動作があります。

- 深くしゃがんだり屈み込んだりする動作
- 座った状態から立ち上がる動作
- 階段の上り下り
- 重い荷物の持ち運び
- 長時間の歩行
- 立っているときに左右への揺れに対して踏ん張ること　など

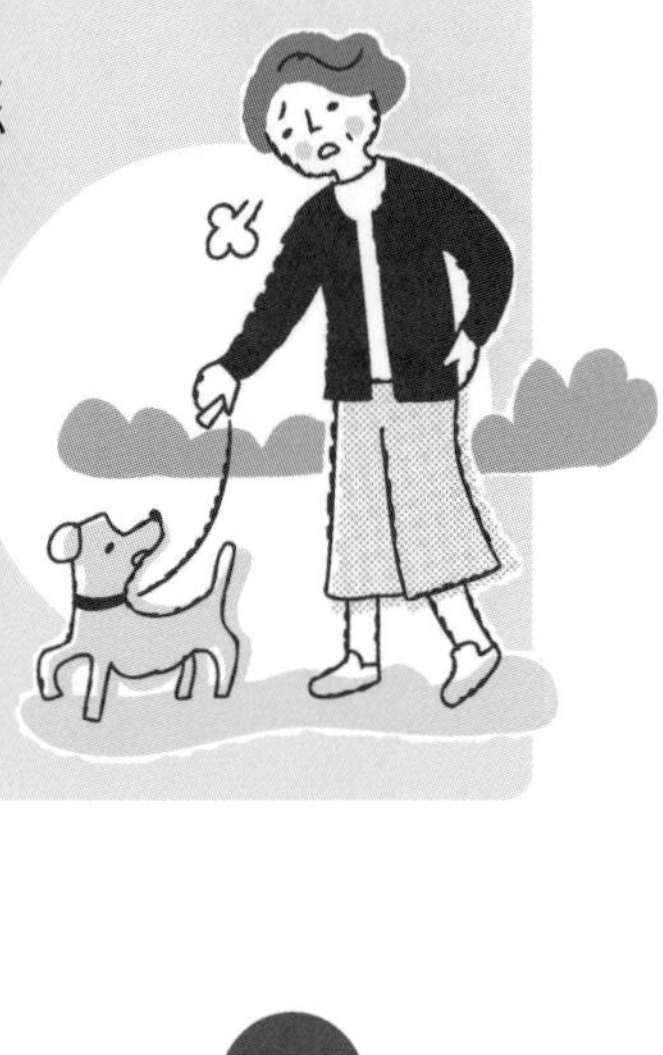

こうした動きを家庭や外で「つい」やってしまっている方も多いかもしれませんが、これらの動作ではひざ関節や股関節に大きな負荷がかかりやすく、特に変形性関節症が進行している方では大きな痛みを感じます。

●生活環境を工夫する

関節や軟骨へのダメージを減らして変形性関節症などの病気を進行させないためにも、こうした動きをできるだけ減らすような工夫をしたいところです。

家の大がかりなリフォームなどは不要で、家計の負担も少なくてすむ「関節のダメージ軽減策」をいくつか紹介しておきます。

●布団→ベッドにする

布団を敷く・しまう、布団から起き上がるといった動作には、深くしゃがんだり立ち上がったりする行動が伴うため、脚の関節に比較的大きな負荷がかかります。

年を取ったら、より負荷の少ないベッドで寝るように変えることをお勧めします。

●ちゃぶ台や座布団→テーブルとイスにする

座布団生活というのも、しゃがむ・立ち上がるといった関節に負荷のかかる動きと切り離せません。座布団はイスに、ちゃぶ台は普通のテーブルになど、和式の生活から洋式の生活へ切り替えるほうが、脚の関節にとっては負荷が少ないやさしい生活と言えます。

●和式トイレ→洋式トイレ

同じ理由で、和式トイレは洋式トイレへの切り替えを検討すべきでしょう。

水回りのリフォームは大工事になりますが、ホームセンターなどで和式便器の上に設置する簡易洋式便座を購入すれば、「置くだけ」で和式から洋式に変えることが可能です。

●階段やトイレ、浴室、玄関などに手すりをつける

階段の上り下りは、股関節やひざ関節への負荷が大きいため、手すりをつけることをお勧めします。手すりに体重の一部をかけることで、脚の関節への負荷がグッと少なくなります。

しゃがんだり、立ち上がったりという動作が生じる浴室。トイレ、玄関などにも手すりをつけたほうがいいでしょう。手すりがあれば痛みの発生も抑えられますし、変形性関節症の進行も遅らせられる可能性があります。

玄関や浴室などで手すりをつけられない場合には、そうした場所にイスを置いておくのも役立ちます。靴を履いたり脱いだりするときに腰かける、体を洗うときに腰かけるなどすれば、関節への負担も軽減できます。

日常で痛みが出やすい動作を避ける方法

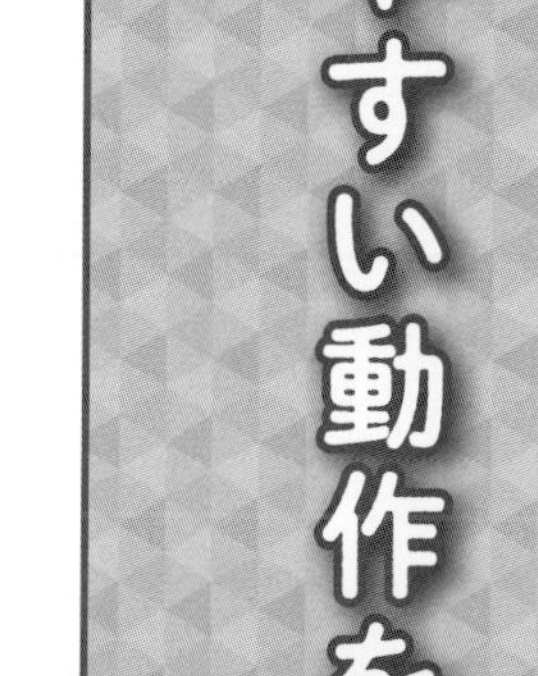

前項では、関節への負荷が大きな環境を変える方法を紹介しました。
ここでは、ちょっとした心がけでさらに負担を減らせる方法をいくつか紹介します。

●深くしゃがんだり、屈み込んだりせずに、片ひざをついて腰を落とす

地面や床に落ちたものを拾うときなどに、腰を折り曲げて中腰になる人が多いと思います。

しかし、この動作は腰や脚の関節に大きな負荷をかけてしまいます。

こういう状況では、腰をあまり曲げず、そのまま腰を落として片方のひざをつき、床に落ちたものを拾い上げるようにしましょう。

ズボン・靴下・靴を履くときなどにも同様の動作が有効ですが、床や地面の状態でひざをつけないときには、イスを用意して座って行っても負担が軽減できます。

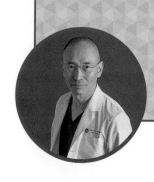

●座った状態から立ち上がる

座っている状態から立つ動作は、日常生活のなかではもっとも頻度が多い「関節に大きな負担をかける動作」でしょう。

イスに座るときは深く腰かけず、浅く腰かけるように意識してください。深く腰かけた状態から立ち上がるほうが、脚の関節への負荷が大きいからです。

うっかり深く腰かけてしまった場合には、立ち上がるときにおしりをいったん前にずらし、浅く腰かけた状態にしてから立ち上がるように意識すると、関節にやさしくなります。

なるべく座面の高いイスに座るのもお勧めです。

低いソファなどに腰かけた場合には、いったんひじ掛けやテーブルにつかまり、そこに体重をかけながら腕の力で立ち上がるようにすれば、脚の関節への負担を軽くできます。

脚の関節をいたわる座り方／立ち上がり方

❶
つい深く
腰かけて
しまったら

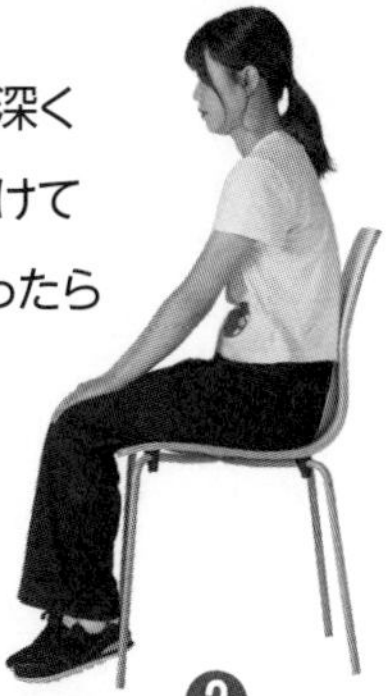

❷
いっったんお尻だけ
前方にずらして

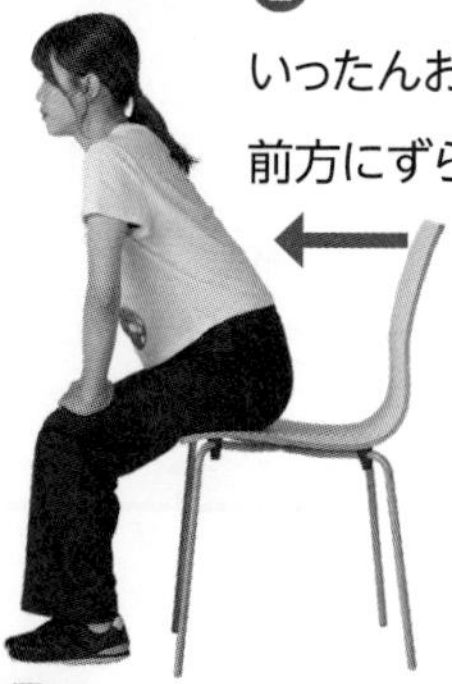

❸
立ち上がり
ましょう

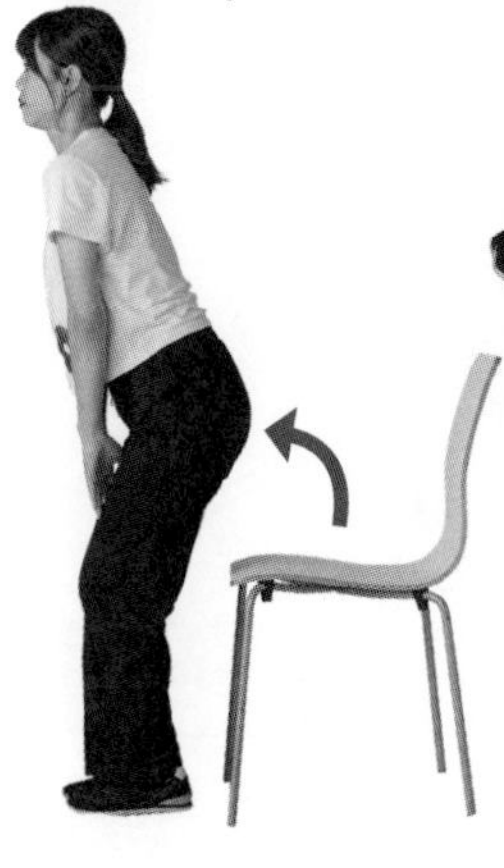

できるだけ
浅く
腰かける

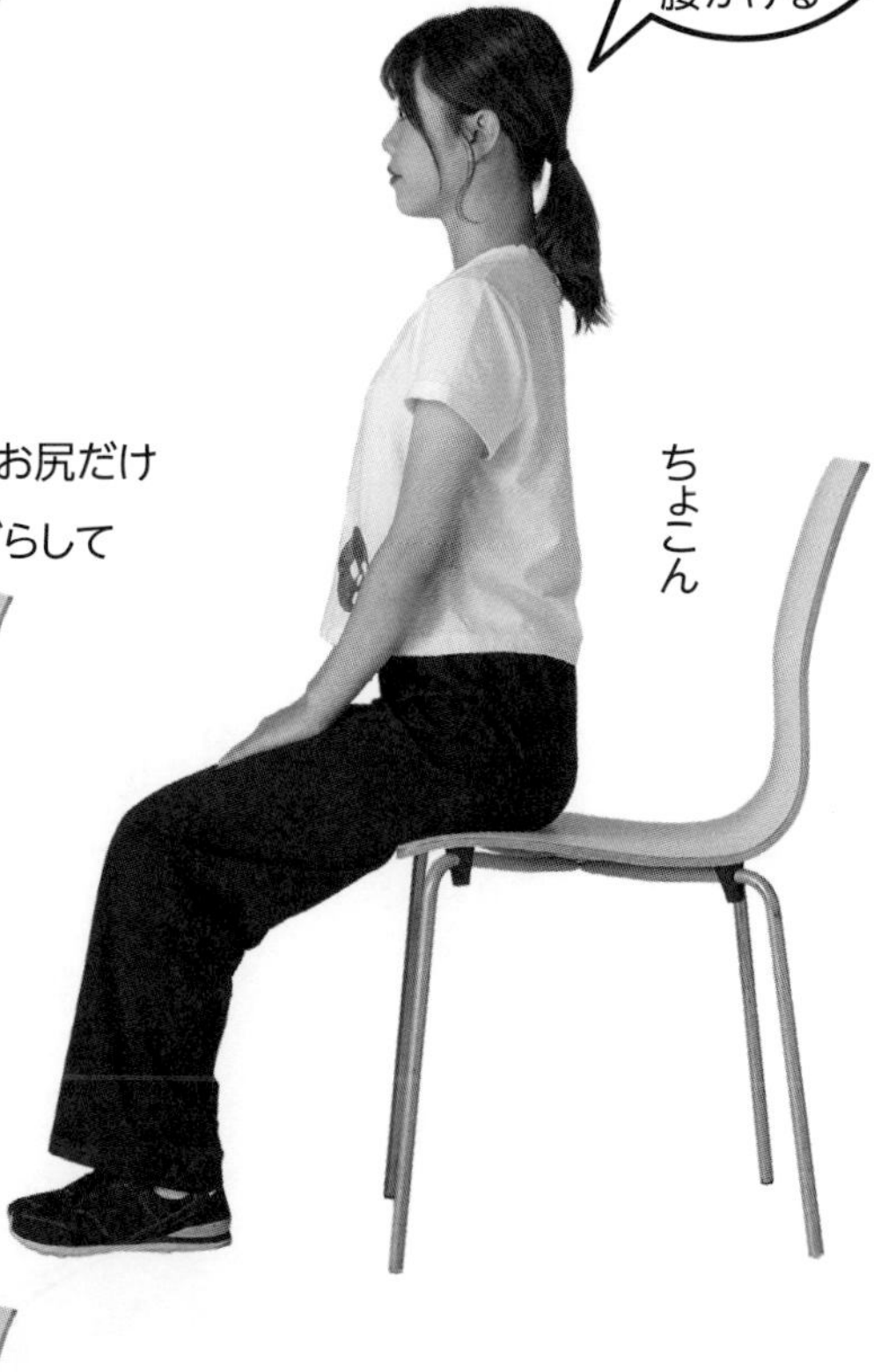

ちょこん

●階段の上り下り

階段でも基本的に「ゆっくり」を心がけましょう。

スタスタ歩ける方は一段ずつ交互に歩けばいいのですが、痛みがある方や関節に不安がある方は、一段ずつ両足をそろえて上り下りするようにしてください。

片方の関節が痛んでいる場合は、痛くないほうの足を上げ、次にもう片方の足を上げていったんそろえる、という動作を繰り返して上るようにしましょう。

下りるときは逆で、痛いほうの足から下ろし、次にもう片方の足を下ろして足をそろえてください。

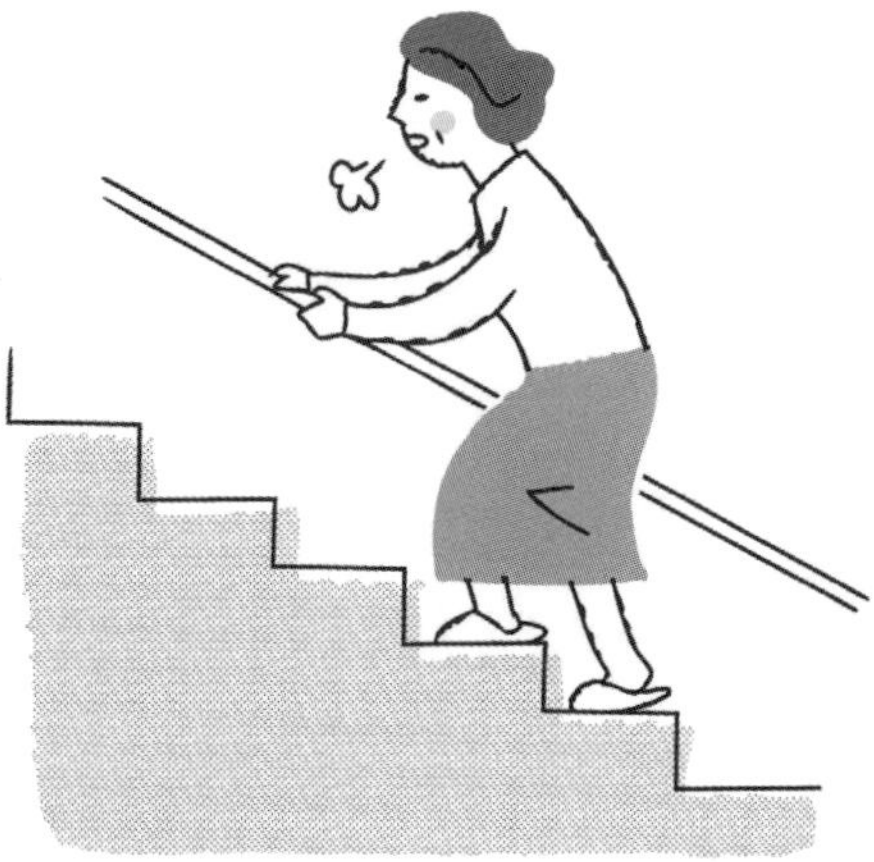

また、階段で杖を使うのはかえって危険ですから、杖は使わず手すりにつかまって上り下りしてください。

関節に不安があるときの階段の上り下りの方法

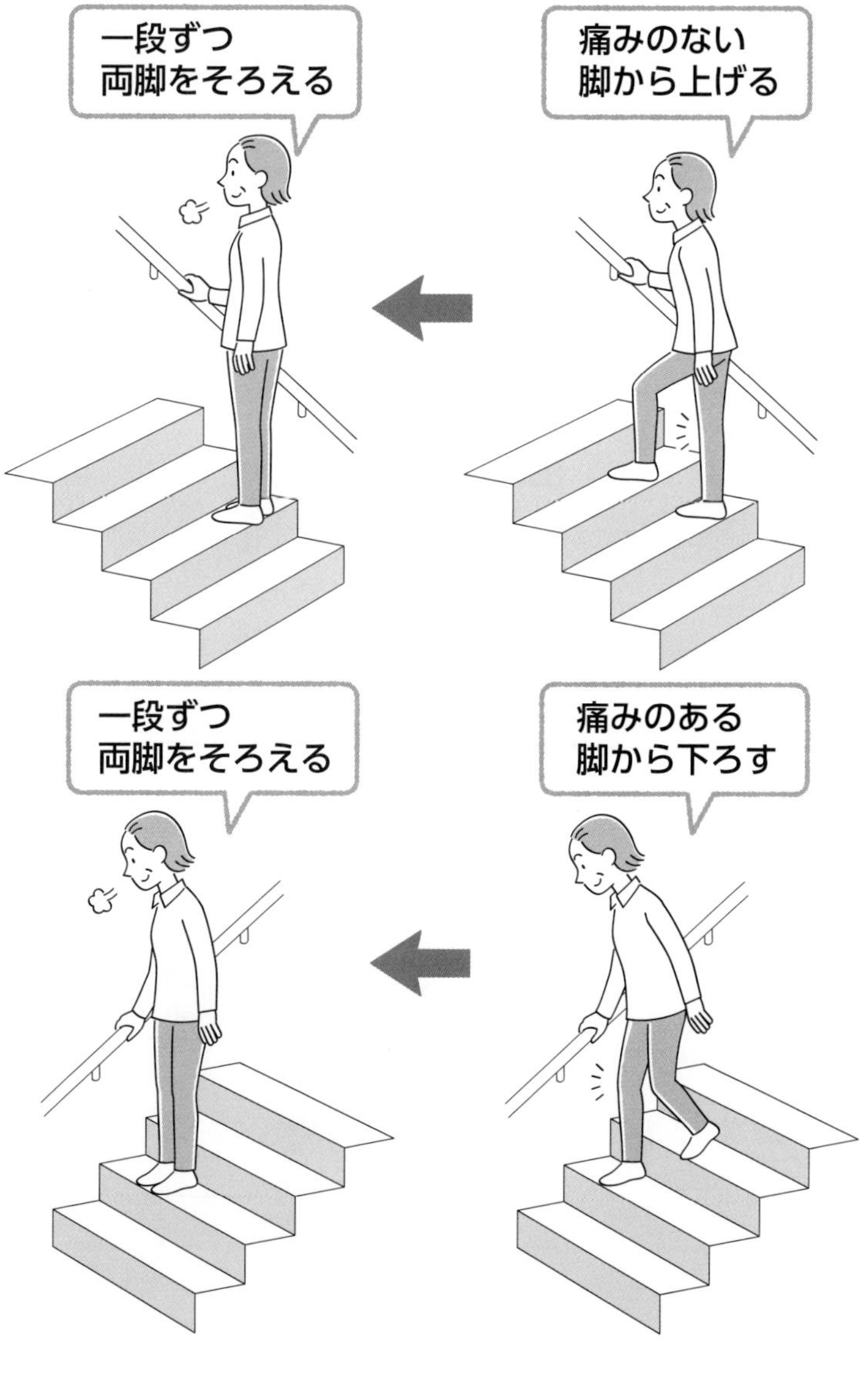

●重い荷物の持ち運び

注意したいのが、床などの低い位置から荷物を持ち上げるときの姿勢です。

落ちたものを拾うときのように、腰を折り曲げて持ち上げるのは腰にも脚の関節にもよくありません。軽いものならまだしも、重量のあるものを持ち上げることは、両関節に大きな負担をかけてしまいます。

重いものを持ち上げるときは荷物にできるだけ近づき、腰だけではなく下半身をしっかり使い、前に屈まず両足を開いてひざと股関節を曲げ、ひざを使って真上に持ち上げるようにしましょう。

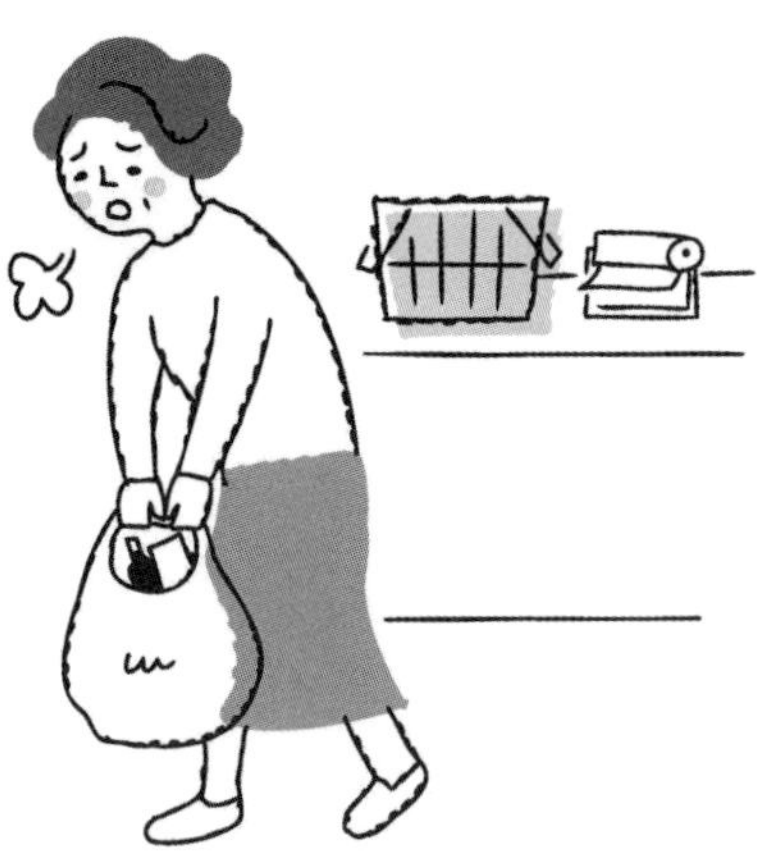

●歩くときはグッド歩行で

2章でも書きましたが、歩くことによって体重の3～4・5倍の負荷が股関節に、体重の2～3倍の負荷がひざ関節にかかります。長時間歩けば、その間ずっとこの負荷がかかり続けることになります。

脚の関節にかかる負荷や衝撃をやわらげられる「グッド歩行」をいつでも意識し、関節を守りながら歩くようにしてください。

とくに長時間歩くようなときには、ときどき思い出しながら、また街角のガラスなどで姿勢を意識しながら「グッド歩行」を実践してください。

多少関節に痛みが出はじめている方でも、正しい姿勢を保ちつつ、かかとからの着地を忘れずに歩けば、長時間歩行も夢ではありません。

ただし、疲れすぎないように、できるだけリラックスした状態で、公園の遊歩道や川沿い、ショッピングモールなど、自分が歩いて楽しいと感じるところを歩きましょう。

歩き終えたあとに適度に汗ばみ、心と体がすっきりするくらいの速度と距離に抑えておくのが無難です。

●立っているときに左右への揺れなどに対して踏ん張る

電車やバスなどではよくある状況です。急停車などで倒れないため突然力を入れてしまい、負荷のかかった箇所を軽く痛めた、という方もときどきいます。そうならないためにも、電車やバスに乗るときには立つ姿勢に気をつけましょう。

足を肩幅に開き、できるだけ両足に同じ力をかけて重心を安定させます。左右どちらかの足に重心がかかってしまうと、片方の脚の関節への負担が大きくなります。

車内ではつり革や手すりにつかまって、下半身への負担を軽くしましょう。

●靴選びは夕方に

長く歩き続けるためには、足のコンディションをサポートする「道具」である靴や靴下にも、多少こだわることをお勧めします。

たとえば靴は、足のサイズが朝晩で変化しますから、足が大きくなる夕方に買うのがよいとされます。

底の硬い靴ではなく、適度なやわらかさのある靴を選んでください。

靴底が硬いと、歩行時の着地の衝撃が股関節やひざ関節に直接響いてしまうからです。

最近では、歩行をラクにしてくれる機能性シューズも増えています。

さらに、100円ショップでも売っている中敷きで履きごこちの調整をすると、なおよいでしょう。股関節の変形が進んでいる人は、左右の脚の長さが違っている場合があり、靴に中敷きを入れることでバランスを取れるからです。たとえば診察して両足の長さが2～3㎝以上の違いがある場合、中敷きを入れることをお奨めしています。

中敷の厚さは、自分で実際に歩いてみて、歩きやすいかどうかで調整しましょう。

靴下は足の裏にかいた汗を吸収してくれますし、中敷きと一緒に歩行による衝撃を吸収する役割があります。

最近はウォーキング専用ソックスもありますが、そうした特別なものでなくても、靴のなかですべったりしなければ普段履きなれた靴下で大丈夫です。

●恥ずかしがらずに杖にも頼る

股関節やひざ関節に痛みがあり、筋力も落ちている方は、転倒防止のために「第三の足」となる杖をついたほうがラクになります。

たとえば左ひざや左の股関節が痛い場合には、右手で杖をつくと負担が軽減できますし、両方の関節が痛ければ両手に杖を持ったほうがラクになります。

杖の上手な使い方

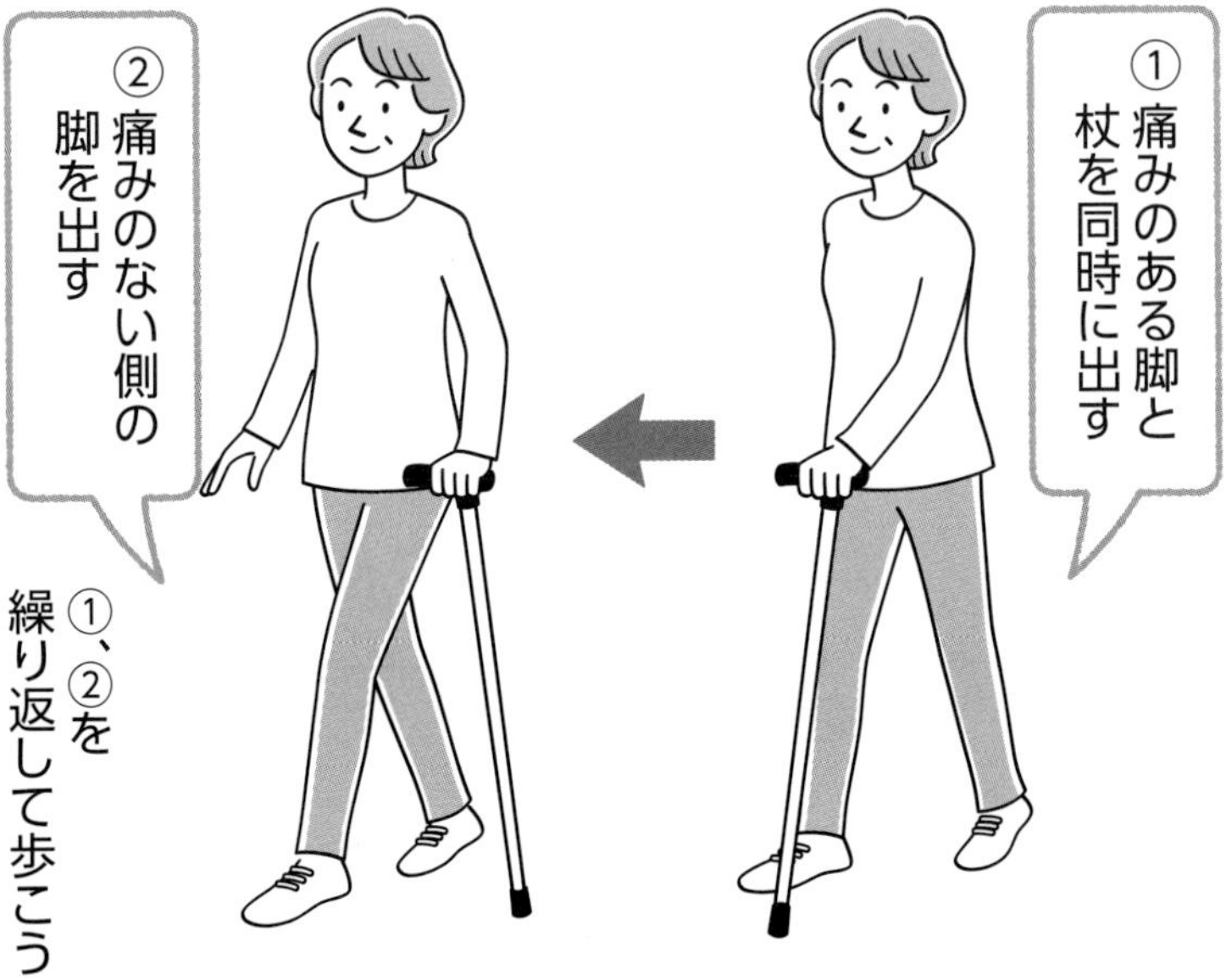
①痛みのある脚と杖を同時に出す
②痛みのない側の脚を出す
①、②を繰り返して歩こう

ただ、杖を使うことにはみなさん心理的な抵抗を感じるようです。

いくつになっても「老人」と見られることをいやがるからです。

それでも、脚の関節に痛みが出てきた場合は、杖をついて関節への負担を軽くしてあげたほうが、より長く自分の脚で歩けるようになります。

最近の杖は携帯しやすく、色やサイズ、種類も豊富ですし、値段も手ごろです。

また杖をついて外出すると、周囲の人が「あの人は歩くのが不自由なんだなぁ」と外見からわかるので、混雑している場所でも気をつけてくれます。

杖で歩くときは、10～20分ほど歩いたら数分間どこかに腰かけて、股関節とひざ関節を休ませましょう。

痛みがあるということは、その関節に問題があるということを体が教えてくれているわけですから、痛みがある場合はできるだけいたわってあげることが必要です。

歩行カートも痛みを和らげますが、段差があるところでは使いづらいので、場所を選ぶ点がデメリットでしょう。

前にも述べましたが、筋肉は使わなくなると硬くなり、動く範囲が狭くなってしまいます。杖などを利用して、痛みが出ない範囲で可能な限り散歩などをしたほうが、気晴らしにもなっていいでしょう。

このように、日常の動作に関するちょっとした工夫や心がけでも、脚の関節にやさしい暮らしができるようになります。

おわりに

私（石部基実）は高校生のときに、ＭＧＭミュージカル映画のアンソロジー「ザッツ・エンターテインメント」を見て感動し、フレッド・アステアやジーン・ケリーの歌とダンスにすっかり魅了されました。その影響で、大学に入学するとすぐに競技舞踏部に入部しました。競技舞踏はいわゆる社交ダンスのことで、ワルツ、タンゴ、スローフォックストロット、クイックステップ、ルンバ、チャチャチャなどの種目があり、週６日の練習、後輩への指導、競技会に出場したりして、ダンスに明け暮れた生活を送りました。しかし、ダンスが好きでしたから、つらいと思ったことはありませんでした。

１９８０年、毎日杯全道ダンス選手権大会アマチュアスタンダード種目で優勝し、これを契機に選手としての現役を引退し、学業に専念。以降、ダンスの練習はしていませんでしたが、ネット動画でいろいろなダンス、古くは少年隊、新しいところではSnow Man、BTSなどの歌とダンスを見ることが好きです（マネをして踊りたい！　という思いがあります）。

今までにダンスブームは何回もありました。２０２４年のパリオリンピックでは、ダンスであるブレイキンが正式種目になり、今まで以上にダンスが盛り上がっています。ダンスが身心の健康によいことはすでに医学的に明らかになっています。しかしながら、股関節やひざ関節が悪い方には、エアロビクス、ヒップホップ、ブレイキンなど激しく動くダンスはむずかしいです。かといって、動きがそれほどでもない単調なダンスはすぐに飽きてしまう。このあたりのバランスをどのように取るのか？

ダンスは楽しくて、かつ健康によいのですから、下肢の関節や腰が悪い方にもぜひダンスをしてほしい、と常々思っていました。本書では振付師であり、テーマパークで参加者にダンスを教えながら楽しく踊っている恒木真優さんの協力を得て、股関節やひざ関節に優しいヒップニーダンス第1、第2をご紹介しています。以前より私が推奨しているグッド体操、グッド歩行とヒップニーダンスを組み合わせれば、もっと楽しく健康になる運動ができるのではないかと思っています。

週末の運動だけでも、まったく運動をしない人に比べれば、死亡率や病気の発生率は低下します（週末や休日のみ運動する人を「ウイークエンドウォーリア［週末戦士］」と呼びます）。みなさんが末永くスタスタと歩けるように、ぜひ「週末戦士」になって、ダンスや体操を始めましょう！

石部 基実

参考文献

◎厚生労働省「令和3年(2021)人口動態統計」2022年9月

◎厚生労働省「健康づくりのための運動指針2006」2006年7月

◎厚生労働省「日本人の食事摂取基準(2020年版)」2020年12月

◎日本整形外科学会「変形性股関節症診療ガイドライン2024(改訂第3版)」南江堂、2024年5月

◎Newton別冊「筋肉の科学知識　体づくり編　最新版」ニュートンプレス、2023年3月

◎Newton別冊「新・健康の科学知識」ニュートンプレス、2023年1月

◎石部基実『健脚寿命を延ばして一生歩ける体をつくる！』すばる舎、2017年2月

◎石部基実『「股関節」を整えると、みるみる体が若返る！』三笠書房、2013年5月

◎石部基実『長生きしたければ股関節を鍛えなさい！』幻冬舎、2018年7月

◎石部基実『股関節の痛みは治る！』すばる舎、2013年1月

◎石部基実『股関節グッド体操で全身健康になる！』宝島社、2014年8月

◎安保雅博、中山恭秀『家でも外でも転ばない体を2ヵ月でつくる！』すばる舎、2021年2月

◎Gary O'Donovan et al. "Association of "Weekend Warrior" and Other Leisure Time Physical Activity Patterns With Risks for All-Cause, Cardiovascular Disease, and Cancer Mortality" JAMA Intern Med. 2017

◎Rasmus Kopp Hansen et al. "Moving together - benefits of an online dance program on physical and mental health for older women: an exploratory mixed-method study" BMC Geriatrics 2024

◎Alycia Fong Yan1 et al. "The Effectiveness of Dance Interventions on Psychological and Cognitive Health Outcomes Compared with Other Forms of Physical Activity: A Systematic Review with Meta-analysis" Sports Medicine 2024

◎Duck-chul Lee et al. "Leisure-Time Running Reduces All-Cause and Cardiovascular Mortality Risk" J Am Coll Cardiol. 2014

◎日本整形外科学会ウェブサイト「症状・病気をしらべる『変形性膝関節症』」2024年7月アクセス
https://www.joa.or.jp/public/sick/condition/knee_osteoarthritis.html

◎NHKウェブサイト「きょうの健康　これで改善！ ひざの痛み徹底対策『痛みをとる運動』」2024年７月アクセス
https://www.nhk.jp/p/kyonokenko/ts/83KL2X1J32/episode/te/VGN5963ZRJ/

◉著者略歴

石部 基実(いしべ・もとみ)

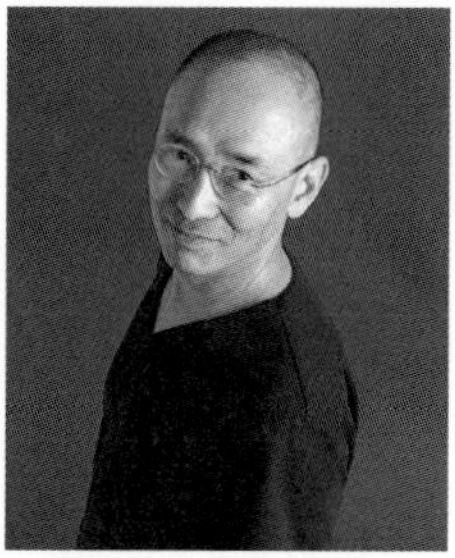

1957年生まれ。1982年、北海道大学医学部卒業。2008年に人工股関節手術専門の石部基実クリニック開設。人工股関節置換術実績:10,036件(2023年12月まで)は、人工股関節手術では日本で1, 2位を争う手術件数であり、マスコミでの報道や露出も多数。

医学博士、日本専門医機構認定整形外科専門医、アメリカ整形外科医学会会員、アメリカ股・膝関節外科医学会会員、ヨーロッパ股関節学会会員、日本スポーツ協会スポーツドクター、1980年第17回毎日杯全道ダンス選手権大会アマチュアスタンダード優勝、1992年 日本整形外科学会学術奨励賞、少林寺拳法正拳士五段。

著書に『健脚寿命を延ばして一生歩ける体をつくる！』『股関節の痛みは治る！』『「老けない体」は股関節で決まる！』(すばる舎)、『長生きしたければ股関節を鍛えなさい』(幻冬舎)、『股関節グッド体操で全身健康になる！』(宝島社)、『「股関節」を整えると、みるみる体が若返る！』(三笠書房)などがある。

恒木 真優(つねき・まゆ)

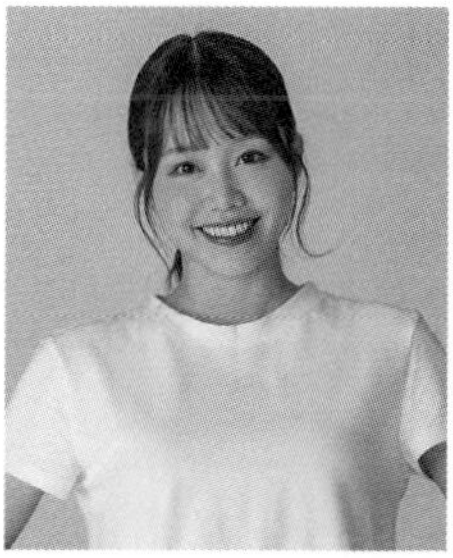

1996年生まれ。神奈川県横浜市出身。

2018年にJリーグ横浜F・マリノス、チアリーディングチーム「トリコロールマーメイズ」所属。2019年に関東大手テーマパークダンサー、2021年に横浜DeNAベイスターズオフィシャルパフォーマンスチーム「diana」に所属。2022年からは関東大手テーマパークでダンサー、MCを行いながら、振付師やダンス講師としても活躍している。

SNSの総フォロワー数は9.7万人(2024年７月)。「まゆお姉さん」として、熱心なファンも多い人気のプロダンサー。『恒木真優1st写真集』『恒木真優2nd写真集』が既刊。

スタスタ歩ける健脚を2ヵ月でつくる！
いつのまにか運動習慣が身につく暮らし方&考え方

2024年9月6日　第1刷発行

著　者 —— 石部 基実、恒木 真優
発行者 —— 徳留 慶太郎
発行所 —— 株式会社すばる舎
〒170-0013 東京都豊島区東池袋3-9-7 東池袋織本ビル
TEL　03-3981-8651（代表）03-3981-0767（営業部直通）
FAX　03-3981-8638
URL　https://www.subarusya.jp/
編集協力 —— 株式会社シーエーシー
装　丁 —— 菊池 祐（株式会社ライラック）
本文デザイン・図版 —— 株式会社シーエーシー
本文写真 —— 西出 健太郎（恒木真優の写真）、本人提供（石部基実の写真）
イラスト —— 株式会社シーエーシー（P034, 039, 043, 045, 048, 050, 155, 160）、にしやひさ/PIXTA（P016, 034, 051, 101, 144, 148, 156）、とーふねこ/PIXTA（P024）、k_katelyn/PIXTA（P048）、BEARING/PIXTA（P069）、市田ほのか/PIXTA（P139）、ソーガ/PIXTA（P141）
編集担当 —— 菅沼 真弘（すばる舎）
印刷・製本 —— 株式会社光邦

ISBN978-4-7991-1253-3